Das Surfactantsystem der Lunge

Konrad Morgenroth

Das Surfactantsystem der Lunge

Morphologische Grundlagen und klinische Bedeutung

Zeichnungen von Gerhard Pucher

Walter de Gruyter
Berlin · New York 1986

Inhaltsverzeichnis

1. Einleitung

Seit den physiologischen Untersuchungen von von Neergard (1929) ist bekannt, daß für die Aufrechterhaltung der geregelten Ventilation der Lunge die Bereitstellung oberflächenaktiver Substanzen notwendig ist. Diese Substanzen gewährleisten einen beschränkten Kollaps der Alveolen in der Exspirationsphase und ihre Expansion in der Inspirationsphase der Atmung. In umfangreichen systematisch durchgeführten klinischen Beobachtungen und tierexperimentellen Untersuchungen der letzten Jahre konnte die klinische Bedeutung dieses sekretorischen Systems im Alveolarbereich der Lunge belegt werden (Farrell 1982, van Golde 1984). Es hat sich gezeigt, daß die in der Alveole gebildeten Substanzen neben den bereits von von Neergard entdeckten physikalischen Eigenschaften bei der Ventilation eine wichtige Teilfunktion bei den alveolären und bronchialen Abwehrmechanismen einnehmen, deren Bedeutung unter den sich ständig ändernden Umweltbedingungen in der letzten Zeit eine besondere Beachtung gefunden hat.

Den pathophysiologischen und biochemisch charakterisierten oberflächenaktiven Substanzen ist seit den Untersuchungen von Gil und Weibel (1970) ein morphologisches Substrat zuzuordnen, das wesentlich zum Verständnis der Wirkung der oberflächenaktiven Substanzen in der Alveole beigetragen hat. Eine Reihe von biochemischen und pathophysiologischen Befunden (Warembourg et al. 1968, Reifenrath 1980) lassen die Vermutung zu, daß die im Alveolarbereich gebildeten Substanzen auch im Bronchialsystem eine wichtige Funktion erfüllen. Die Reaktionsbereitschaft dieses Systems spielt wahrscheinlich besonders unter dem Gesichtspunkt eine Rolle, daß alle Bestandteile der Lungenstruktur im luftleitenden und im alveolären Bereich des Lungengewebes ständig den vielfältigen exogenen Einflüssen aus der Atemluft ausgesetzt sind.

Im Mittelpunkt dieser Zusammenstellung soll das morphologische Substrat der oberflächenaktiven Substanzen stehen, die mit einem Kunstwort als „Surfactant“ (aus surface active agent) bezeichnet werden. Die Morphologie dieses Systems soll unter normalen Bedingungen dargestellt und ihre Veränderungen unter pathologischen Zuständen wiedergegeben werden.

2. Aufbau des Alveolarsystems (Abb. 1–4)

Die Lunge hat einen relativ klar und einfach gegliederten Aufbau, der eine Unterteilung in das luftleitende System und das Alveolarsystem erlaubt. Das Alveolarsystem hat eine Gesamtfläche von ca. 80 m^2 in der Exspiration und 120 m^2 in der Inspiration. Es bildet damit die größere Fläche des Organismus, die mit der Außenwelt direkt in Kontakt steht. Die Alveolen werden gleichmäßig von Epithelzellen ausgekleidet. Nach der äußeren Form der zytoplasmatischen Differenzierung werden 2 Epithelzelltypen unterschieden: Die Pneumozyten I und die Pneumozyten II.

Abb. 1
Aufbau des Alveolarsystems der Lunge. Blick aus einem Alveolargang in die daran angeordneten Alveolen. Gleichmäßige Auskleidung der Alveolarlichtungen mit flachem Epithel.
Rasterelektronenmikroskopische Aufnahme
Vergrößerung: 350 ×

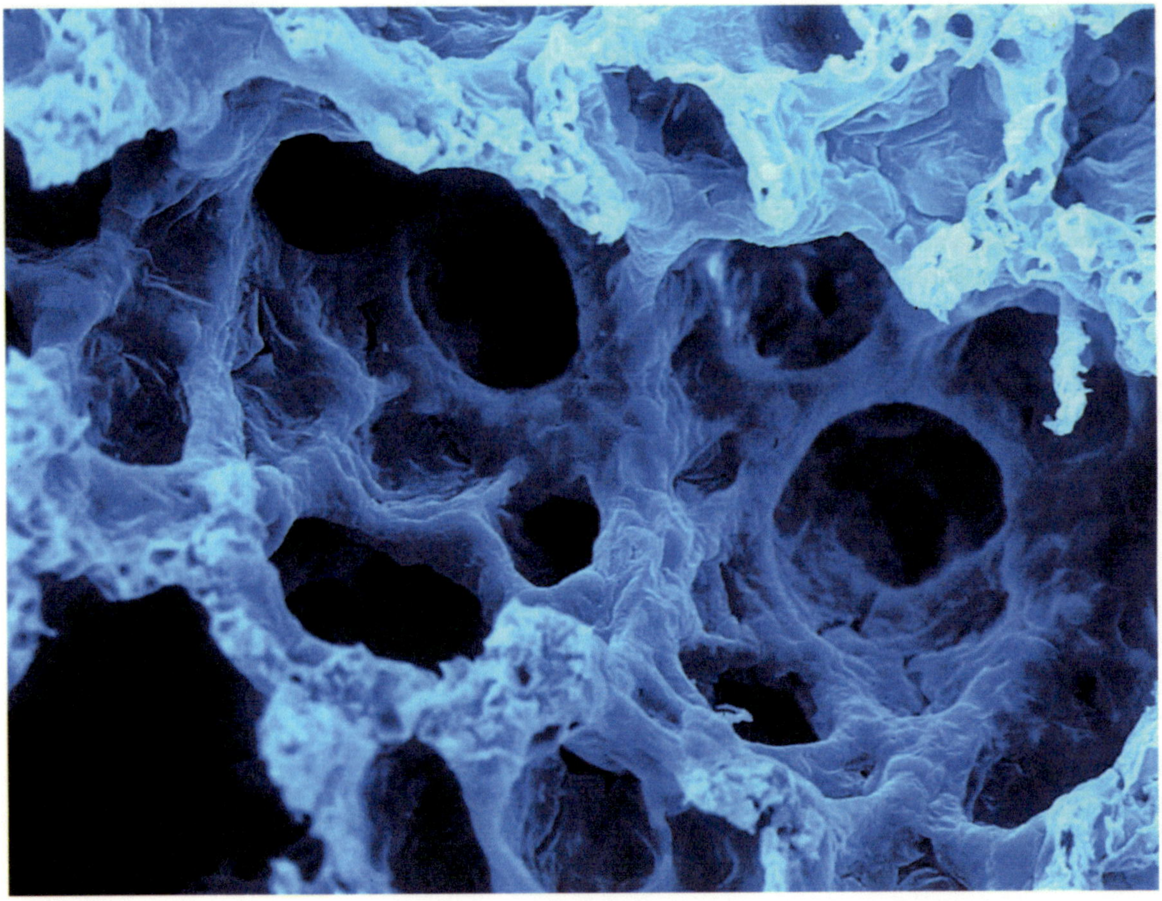

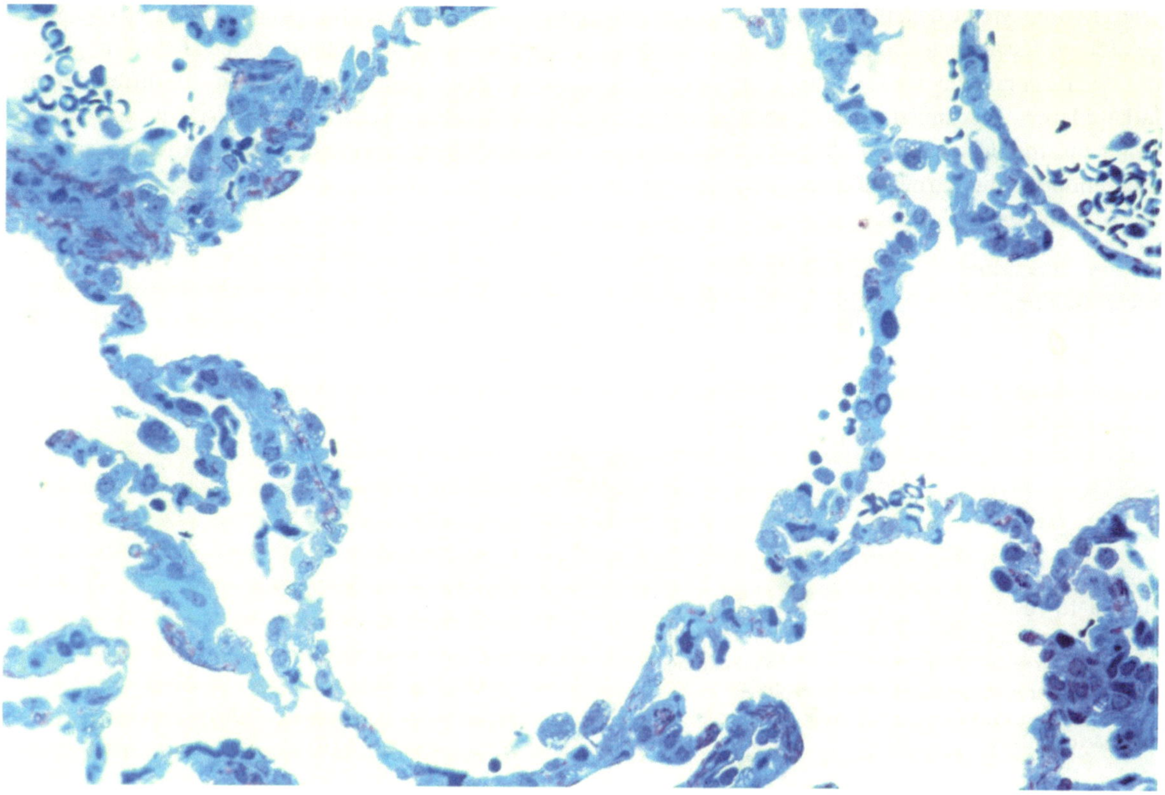

Abb. 2
Lichtmikroskopische Struktur der Alveolen. In den schmalen Alveolarsepten in dichter Anordnung Kapillaren, in denen Erythrozyten angeordnet sind (blau angefärbt) regelmäßige Auskleidung der Alveolarlichtung mit flach ausgestreckten Alveolarepithelzellen.
Semidünnschnitt
Färbung: Basisches Fuchsin und Methylenblau
Vergrößerung: 620 ×

2.1. Pneumozyten I

Die Pneumozyten I bedecken ca. 95% der Alveolaroberfläche. Ihr Durchmesser beträgt etwa 50 μm, ihre Flächenausdehnung 2300 μm^2. Die Zellen sind organellenarm und durch einen flach ausgebreiteten Zytoplasmaleib gekennzeichnet. Das 0,1 bis 0,2 μm breite Zytoplasma enthält wenig endoplasmatisches Retikulum, vereinzelt Lysosomen, einzelne Mitochondrien und ein Golgifeld. In den Ausläufern der Zellen liegen in großer Zahl Pinozytosebläschen. Ihr ovaler Zellkern ist in der Regel im Zentrum der Zellen angeordnet.

Die flachen Zytoplasmaausläufer überlappen sich über unterschiedlich breite Strecken und können sich wahrscheinlich in der Exspirations- und Inspirationsphase gegeneinander verschieben. Zwischen benachbarten Zellen sind Haftlinien (tight-junctions) ausgebildet, die die Pneumozyten II kragenförmig umgeben.

Die Pneumozyten I liegen einer kontinuierlich ausgebildeten Basallamelle an, die über weite Strecken mit der Basallamelle der Endothelzellen der Alveolarkapillaren verschmilzt. Die Epithelzellen bilden damit zusammen mit der Basallamelle und dem Kapillarendothel die Barriere für den Gasaustausch an der Alveolarwand.

Es wird angenommen, daß die Pneumozyten I nicht zur Zellteilung fähig sind. Die Reparation und Erneuerung dieser großflächigen Zellen erfolgt wahrscheinlich aus den Pneumozyten II und möglicherweise aus einer gemeinsamen, undifferenzierten Vorläuferzelle. Autoradiographisch ist nur an den Pneumozyten II eine mitotische Aktivität nachweisbar.

Abb. 3
Aufbau der Alveolarsepten. Anschnitt mit gleichmäßig angeordneten und regelmäßig weiten Kapillaren im Interstitium der Alveolarsepten. Darüber die Alveolarlichtungen mit gleichmäßiger Anordnung des Alveolarepithels.
Rasterelektronenmikroskopische Aufnahme
Vergrößerung: 1040 ×

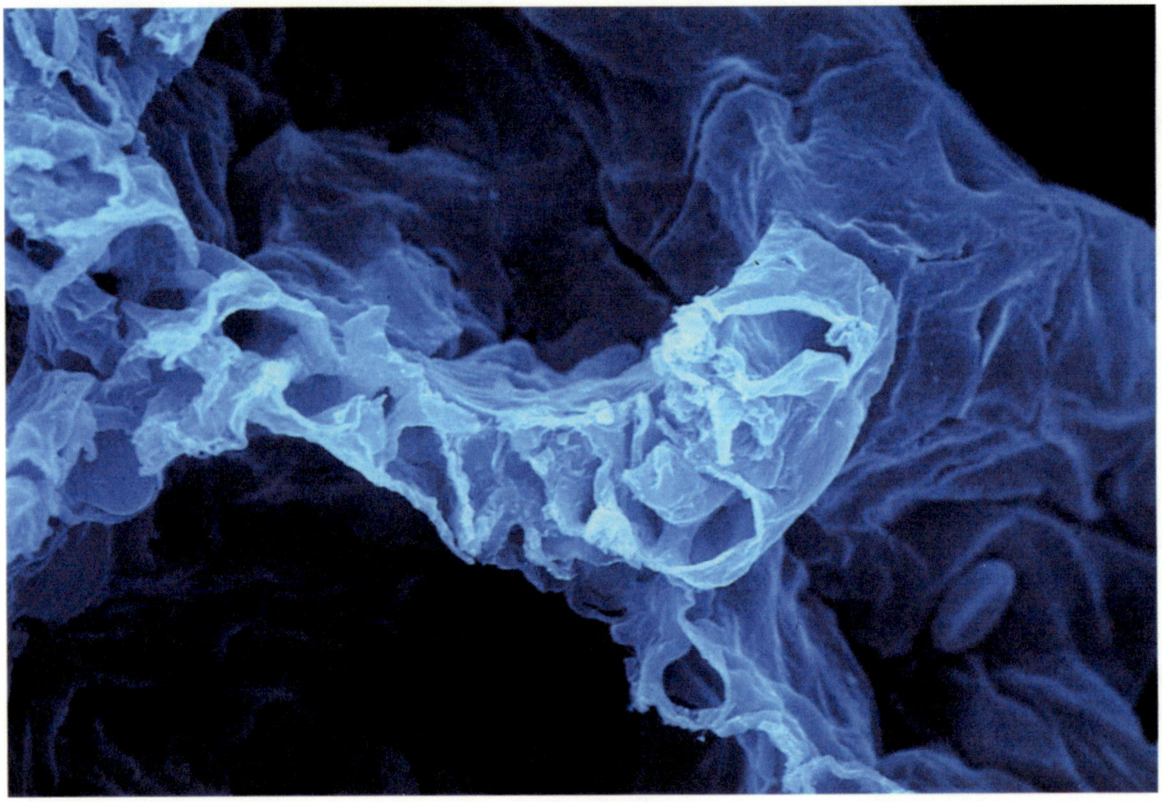

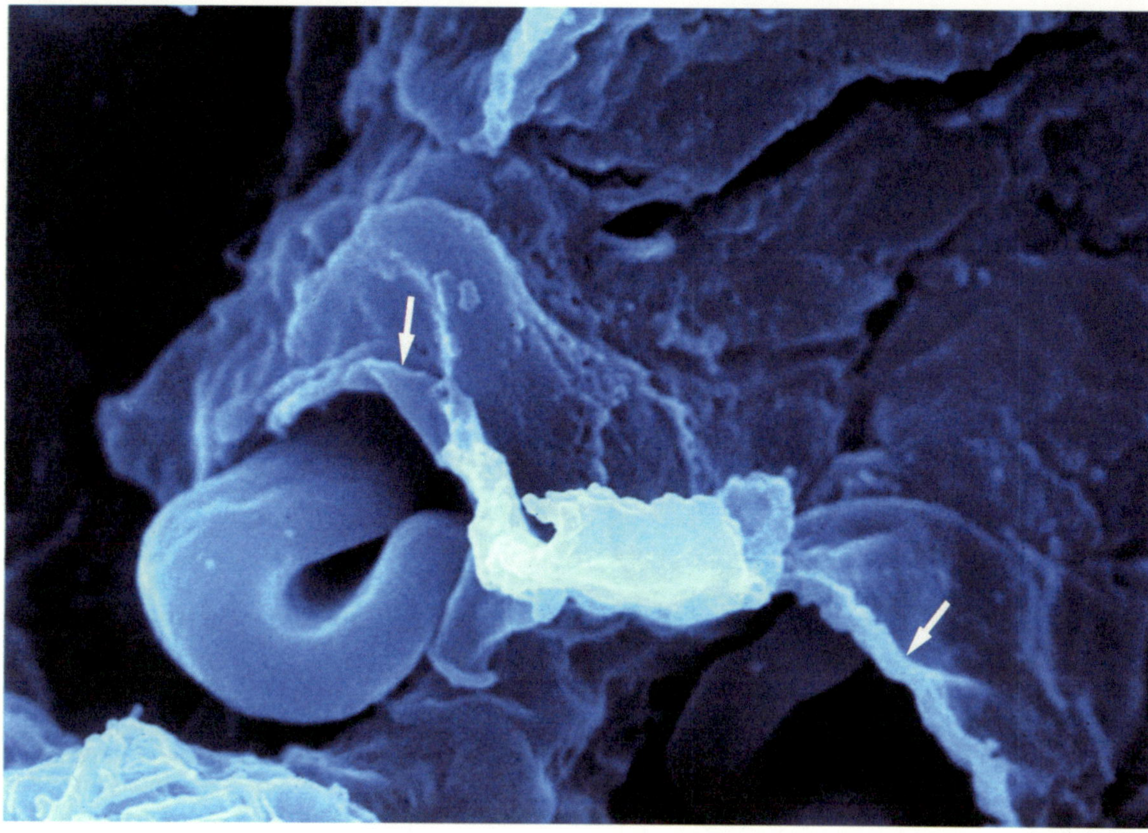

Abb. 4
Aufbau der Alveolarwand. Auf dem Anschnitt ist ein Einblick in 2 Alveolarkapillaren mit darin angeordneten Erythrozyten möglich. Angetroffen die aus Alveolarepithel und Kapillarendothel bestehende Wand einer Alveole (Pfeile).
Rasterelektronenmikroskopische Aufnahme
Vergrößerung: 6000 ×

2.2. Pneumozyten II (Abb. 5–11)

Die Pneumozyten II haben eine kubische Form mit einem Durchmesser von ca. 9 µm. Sie liegen in der Regel einzeln und kommen nur gelegentlich in kleinen Gruppen aus 2 oder 3 Zellen im Alveolarepithel verteilt vor. Die Pneumozyten II sind auf der Oberfläche durch einen Besatz aus 0,1 µm breiten Mikrovilli charakterisiert. Das Zytoplasma der Zellen ist reicher an Organellen als das der Pneumozyten I. Es ist ein rauhes endoplasmatisches Retikulum ausgebildet. Daneben finden sich freie Ribosomen, Mitochondrien, Lysosomen, Multivesikulärkörper und ein ausgeprägtes Golgifeld. Der zentral angeordnete Zellkern besitzt einen deutlich ausgeprägten Nukleolus. Die Pneumozyten II liegen mit einer breiten Basis einer Basallamelle auf. Die Zellen werden seitlich von Ausläufern der Pneumozyten I kragenförmig überlappt, so daß sie das Niveau der Epitheloberfläche nur wenig überragen.

Das besondere morphologische Kennzeichen der Pneumozyten II sind die 0,2 bis 2 µm im Durchmesser großen Lamellenkörper, die etwa 18 bis 24% des Zytoplasmas der Zellen ausmachen. Diese Lamel-

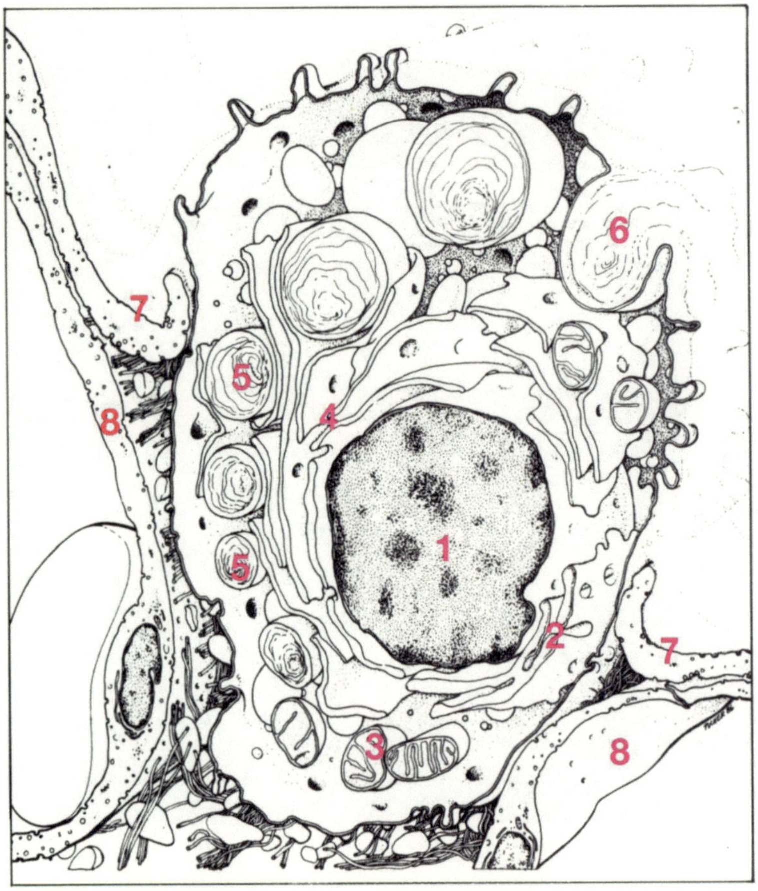

Abb. 5
Biosynthese des Surfactant im Pneumozyten II. Dreidimensionale Reproduktion.
Die Bausteine für den Surfactant werden nach autoradiographischen Untersuchungen über das Gefäßsystem den Epithelzellen zugeführt und gelangen durch Diffusion durch das Kapillarendothel in die Epithelzellen. Nach einer Passage durch das Golgifeld folgt die Synthese im endoplasmatischen Retikulum des Pneumozyten II. Die Bildung des Surfactantmaterials ist in Stufen erkennbar. Der Inhalt der sog. osmiophilen Lamellenkörper wird über den Vorgang der merokrinen Sekretion in die Alveolarlichtung ausgeschieden.
1 = Zellkern
2 = Golgifeld
3 = Mitochondrien
4 = endoplasmatisches Retikulum
5 = osmiophile Lamellenkörper
6 = Ausscheidungsvorgang des Surfactantmaterials
7 = Pneumozyten I des Alveolarepithels
8 = Kapillarendothel

lenkörper werden als Substrat der Syntheseleistung dieser Zellen aufgefaßt und mit den intrazytoplasmatisch gebildeten, oberflächenaktiven Substanzen gleichgesetzt.

Die elektronenmikroskopisch nachweisbaren Lamellenkörper und die Struktur des alveolären Surfactant zeigen Ähnlichkeiten zu wässrigen Dispersionen von Phospholipiden oder Phospholipid-Proteinmischungen. Die Lamellenkörper entstehen wahrscheinlich aus Multivesikulärkörpern, die gleichartige lysosomale Enzyme enthalten. Wahrscheinlich bilden die Multivesikulärkörper, die eine enge Beziehung zu den Zisternen des endoplastischen Retikulums aufweisen, eine Vorstufe in der Entwicklung der Lamellenkörper. Die Multivesikulärkörper werden im Golgiapparat gebildet. Sie sind von einer ca. 90 Å dicken Membran umschlossen und enthalten von Membranen abgegrenzte Vesikel.

Die in den Lamellenkörpern enthaltenen Substanzen können aus dem Zytoplasma über den Vorgang der merokrinen Sekretion in die Alveolarlichtung ausgeschleust werden. Die einzelnen Lamellenkörper nähern sich von innen der Zellmembran. Sie legen sich der Zellmembran an. Die Zellmembran öffnet sich über den Körpern, und der Inhalt kann durch die entstehenden Membranlücken auf die Zelloberfläche abgegeben werden.

2.3. Interstitium

Die sehr schmale gewebliche Struktur, die zwischen den Alveolen liegt, wird überwiegend von den Alveolarkapillaren gebildet, die netzförmig um die Alveolen angeordnet sind. Das Kapillarendothel ist flach und zeigt in den der Alveolarwand abgewandten Regionen leichte Erhebungen, in denen die Zell-

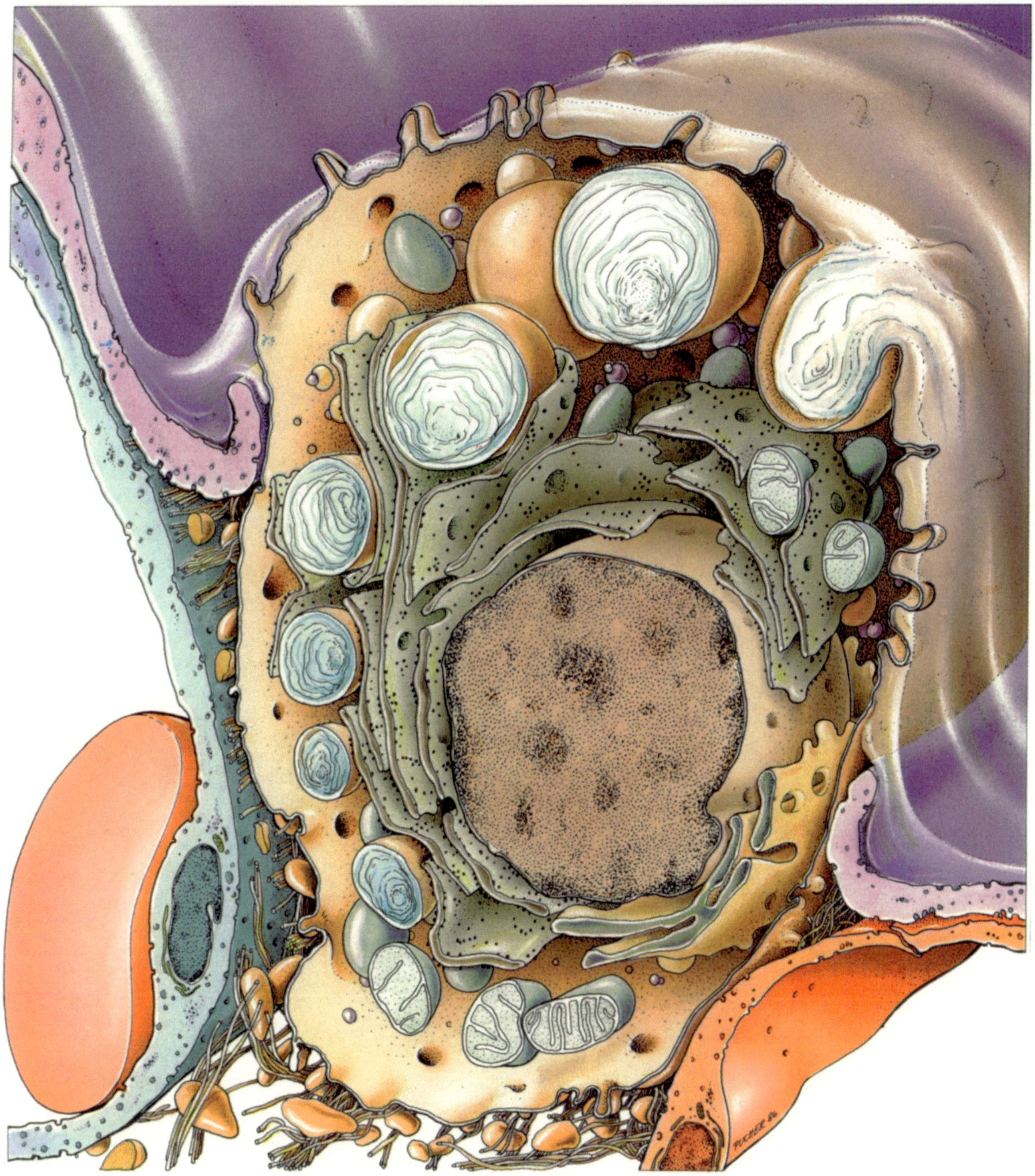

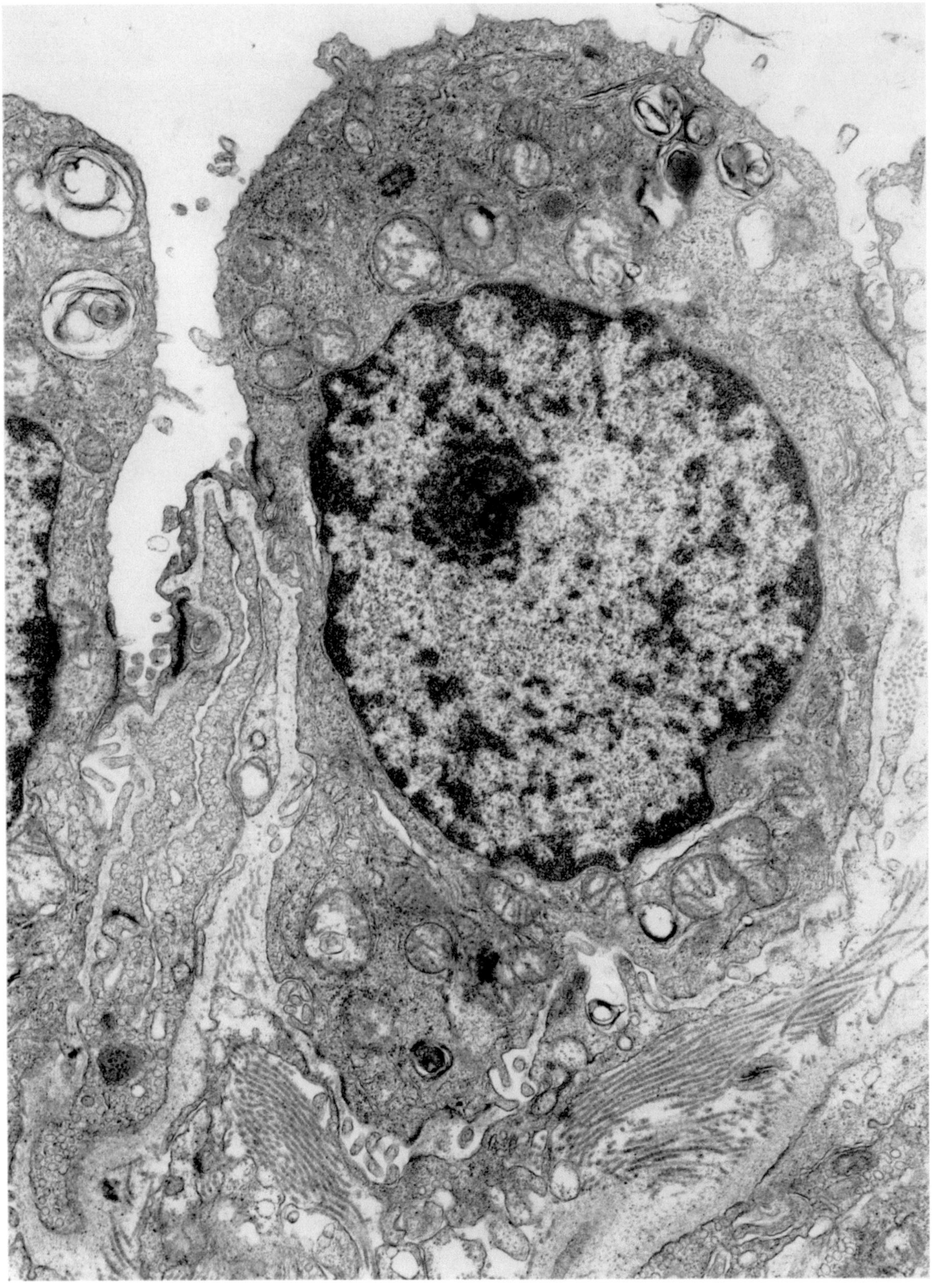

organellen und die Zellkerne angeordnet sind. Die Kapillarwand ist mit dünnen Zytoplasmaausläufern der Endothelzellen gleichmäßig und tapetenartig ausgekleidet. Die Ausläufer benachbarter Endothelzellen überragen sich und bilden im Bereich der Angrenzung Kontaktzonen, die durch feinfilamentäre zytoplasmatische Verdichtungen gekennzeichnet sind. Im Zytoplasma der Endothelzellen liegen in unregelmäßiger Verteilung Pinozytosebläschen.

Das Endothel sitzt einer Basallamelle auf. Die Lamelle verschmilzt mit der Basallamelle des Alveolarepithels, dort wo sie mit ihr unmittelbar benachbart ist, so daß in dieser Zone zwischen Alveolarepithel und Kapillarendothel nur eine Basallamelle ausgebildet ist.

Zwischen den Kapillaren liegen einzelne Fibrozyten und zarte Kollagenfaserzüge, die das Stützgerüst für die Alveolarstruktur darstellen. Außerdem sind in unregelmäßiger Verteilung einzelne Lymphozyten und Histiozyten anzutreffen. Sie sind als rasch verfügbare Zellreserve für ortsständige immunologische Reaktionen aufzufassen. Im Interstitium sind vereinzelt Nervenendigungen nachgewiesen worden.

◁ Abb. 6
Struktur der Pneumozyten II. Die kubischen Alveolarepithelzellen enthalten in einem zentral angeordneten Zellkern und unterschiedlich dicht angeordnete Mitochondrien. Auf der Oberfläche ein unregelmäßiges Mikrovillimuster. Die Pneumozyten I umgeben die kubischen Epithelzellen kragenartig.
Transmissionselektronenmikroskopische Aufnahme
Vergrößerung: 19000 ×

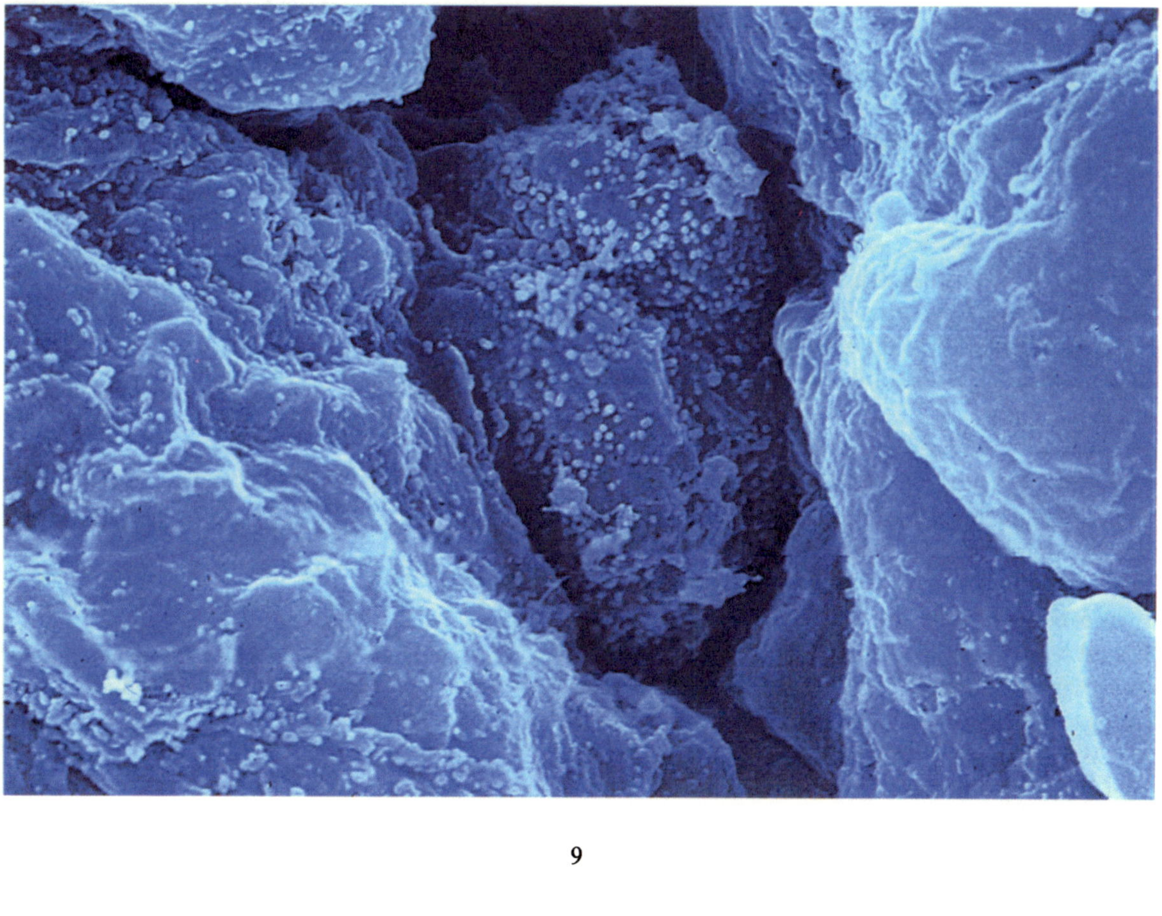

Abb. 7
Oberflächenstruktur des Alveolarepithels. Im Zentrum in einer Nische angeordnet ein Pneumozyt II. Auf der Zelloberfläche der kubischen Epithelzelle ein unregelmäßig angeordnetes Mikrovillimuster.
Rasterelektronenmikroskopische Aufnahme
Vergrößerung: 5000 ×

3. Biosynthese des Surfactant (Abb. 5)

Nach autoradiographischen Untersuchungen muß angenommen werden, daß die Bausteine für den Surfactant den Pneumozyten II über das Blutgefäßsystem zugeführt werden. Markiertes Palmitat und Cholin z. B. erscheinen wenige Minuten nach intravenöser Applikation im endoplasmatischen Retikulum und im Golgifeld der Pneumozyten II. Möglicherweise findet neben der Speicherung auch eine fortgesetzte Synthese in dem appositionell an Größe zunehmenden Lamellenkörper statt. Die Biosynthese der oberflächenaktiven Substanzen konnte nach Ausspülen des Materials aus der Lunge verfolgt werden. Außerdem ist es gelungen, die Pneumozyten II zu isolieren und den Ablauf der Biosynthese systematisch in vitro zu beobachten (van Golde 1985).

Der Surfactant ist chemisch keine reine Substanz, sondern eine Mischung (Emulsion) aus Lipiden, bzw. Phospholipiden, Proteinen und Kohlehydraten. Der Lipidanteil beträgt etwa 90%. Die Proteine machen etwa 10% der Gesamtmenge aus.

Das Lecithin bildet den wesentlichen Anteil der pulmonalen Lipide (Phosphatidylcholin) mit 65%. Cholesterol und Phosphatidylglycerol machen noch einmal 10% des Surfactant aus. Unter den Lecithinen wiederum ist die funktionell wichtigste Komponente das Dipalmytyllecithin, sein Anteil macht schließlich etwa 50% des gesamten Surfactantlipidgehaltes aus. Durch seine bipolare Struktur hat diese Substanz eine hohe oberflächenaktive Wirkung. Die quarternären Ammoniumionen der hydrophilen Cholingruppe tauchen in die wässrige Phase der Alveolarfläche ein, die hydrophoben C-18-Fettsäureketten in d-Stellung des Glycerids ragen in das Alveolarlumen. Durch den hohen Anteil des Lecithins am Gesamtphospholipid der Lunge ist das Surfactantmaterial in der Lage, verschiedene Aggregatzustände einzunehmen. Das Lecithin bestimmt auf Grund seiner chemischen Struktur die ungewöhnlichen Eigenschaften der Verbindung, nämlich Gele, flüssige Kristalle, mono- und oligomolekulare Filme, Mizellen und Liposomen zu bilden. Wenn auch die Lipide den dominierenden Faktor des Surfactant darstellen, spielt auch der Proteinanteil eine besondere Rolle für die normale Surfactantfunktion.

Die Existenz eines Proteinanteils war längere Zeit umstritten. Es ist jedoch inzwischen klargestellt, daß Proteine für eine einwandfreie Funktion des Surfactantsystems unbedingt erforderlich sind. Der Proteinanteil besteht wahrscheinlich aus 3 Proteinen, einem Albumin mit einer Molekülmasse von 69000 sowie 2 Proteinen von einer Molekülmasse von 35000 und 10000. Das letztere stellt wahrscheinlich ein Abbauprodukt des 35000-Anteils dar. Die Anwesenheit von Kohlehydraten wurde mit Hilfe der Elektronenmikroskopie und mit biochemischen Methoden nachgewiesen.

Der Proteinanteil soll eine Funktion in der Beeinflussung des Aggregatzustandes der Phospholipide haben, der stets zwischen Gel und Flüssigkeit wechselt. In jedem Fall erscheint gesichert, daß es sich bei diesen Proteinen nicht um Serumalbumine oder um Gammaglobuline handelt.

Die Gesamtmenge des Surfactant in der Lunge ist sehr gering. Etwa 3% der Blut-Luftschranke besteht aus Surfactant mit einer Dicke bis 500 Å. Auf einen Quadratmeter Alveolaroberfläche kommen etwa 50 mm^3 Surfactant.

Abb. 8

Aufbau der osmiophilen Lamellenkörper in den Pneumozyten II. Die einzelnen Granula sind durch Elementarmembranen abgegrenzt. Im Innern eine unterschiedlich angetroffene lamelläre Schichtung osmiophiler Membranen (Pfeile). Zwischen den osmiophilen Lamellenkörpern Anteile des rauhen endoplasmatischen Retikulums. Daneben einzelne Mitochondrien mit regelmäßiger Cristaestruktur. ▷

Transmissionselektronenmikroskopische Aufnahme
Vergrößerung: 35000 ×

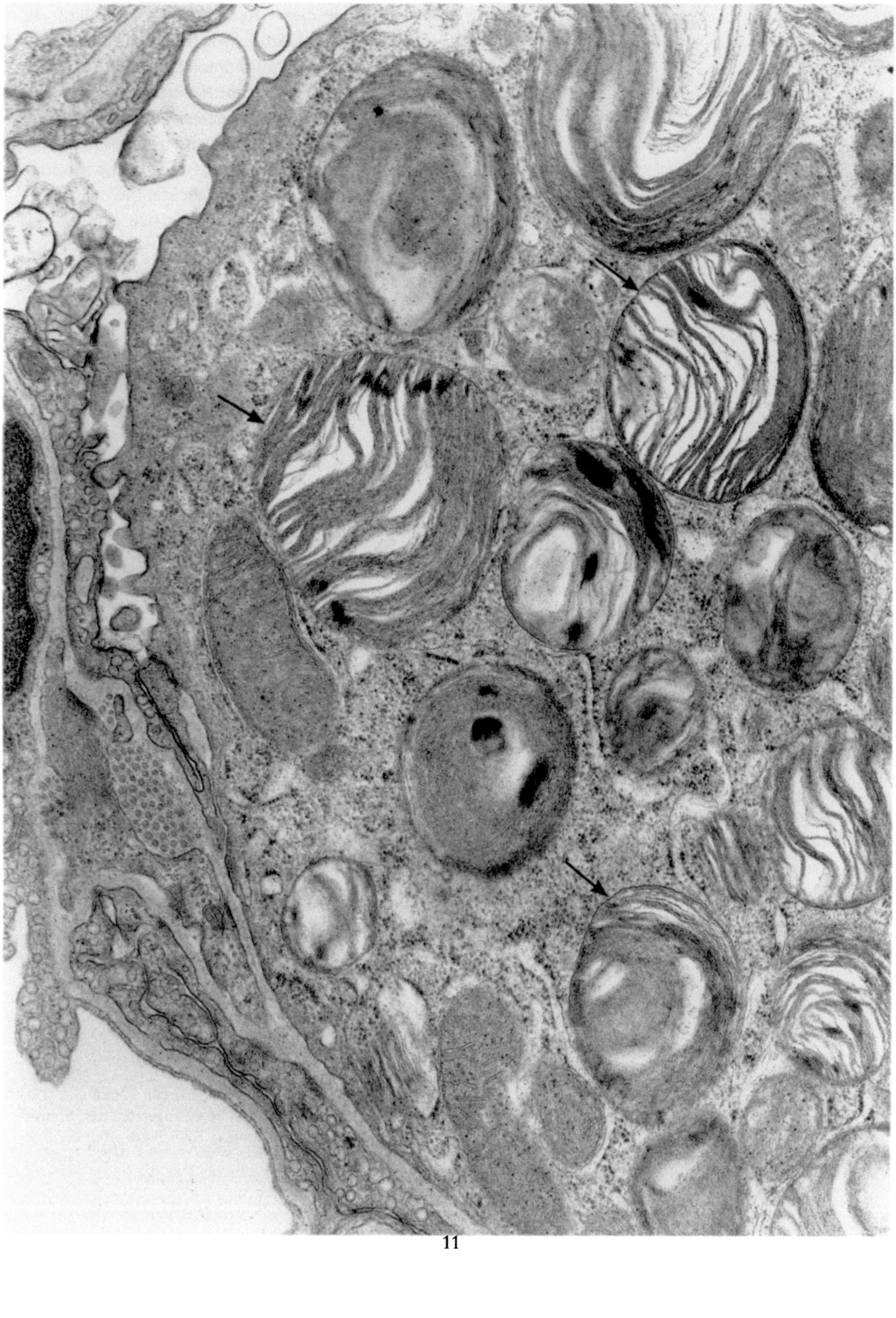

Surfactant
Lipide ca. 90% Lecithin 65% Cholesterol 10% Phosphatidylglycerol 10%
Kohlehydrate
Proteine 10%

Tabelle 1

Die Form, wie dieser Recycling-Prozeß abläuft, ist nicht eindeutig geklärt. Es wird diskutiert, daß dabei die einzelnen Phospholipidmoleküle von den Zellen aufgenommen werden. Eine Resorption und ein Abtransport erfolgen möglicherweise nur von den Bestandteilen, die nicht an dem Recycling-Prozeß beteiligt sind. Es ist möglich, daß nur bestimmte Bestandteile, wie die Phospholipide, rückgewonnen werden, die anderen Bestandteile neu synthetisiert werden müssen (Jobe and Jacobs 1984).

Die Reutilisation von ausgeschiedenem Surfactant scheint eine wichtige Teilkomponente im Umsatz der Phospholipidkomponente des Surfactant zu sein. Die Feststellung, daß eine Reutilisation stattfindet, ergibt sich aus Messungsergebnissen bei der spezifischen Aktivität nach intravaskulärer Applikation radioaktiv markierter Bausteine des Surfactant. Nach intratrachealer Applikation von Surfactant-Aerosolen und von Dipalmiteylphosphatidylcholin fand sich eine sehr unhomogene Verteilung der Aktivität in den Alveolen. Die höchste Aktivität konnte nach 2 Stunden in den Pneumozyten II nachgewiesen werden. Aus den Ergebnissen muß geschlossen werden, daß eine spezifische Aufnahme der Phospholipide durch die Pneumozyten II erfolgen kann. Die markierten Bausteine verlassen in einem Zeitraum von etwa 4,3 Stunden die Lunge und sind dann überwiegend in der Niere nachzuweisen. Die experimentellen Untersuchungen haben gezeigt, daß etwa 85% der Bausteine des Surfactant durch Recycling wieder verwendet werden, so daß nur in geringem Ausmaß eine Neusynthese der Substanzen notwendig ist.

Abb. 9
Zwischen Zisternen des endoplasmatischen Retikulums (ER) ▷ osmiophile Lamellenkörper mit dicht angeordneten kontrastreichen Phospholipidmembranen. Seitlich getroffen der Zellkern des Pneumozyten II.
Transmissionselektronenmikroskopische Aufnahme
Vergrößerung: 29 000 ×

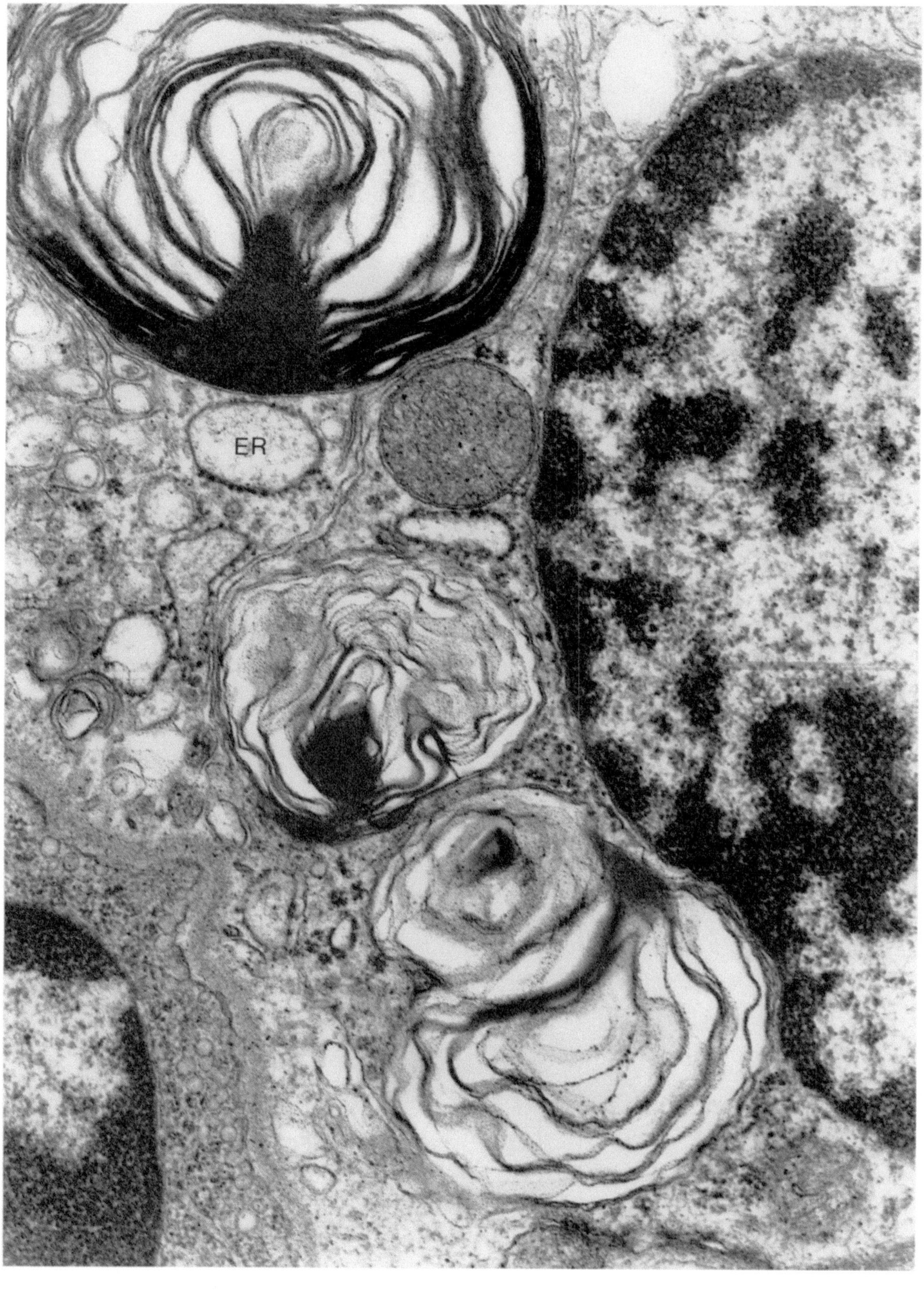
ER

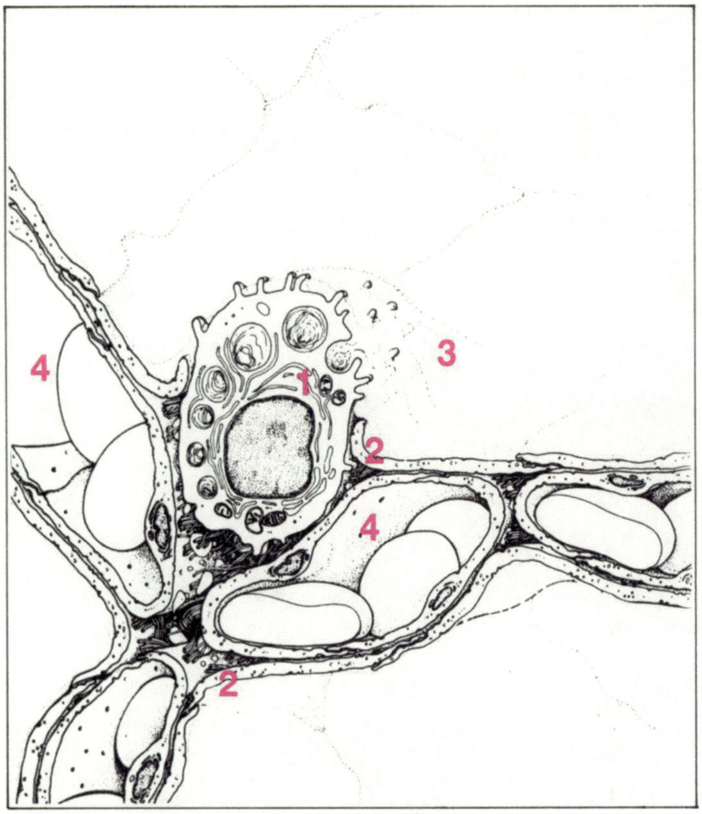

Abb. 10
Spreitung des Surfactant auf der Alveolaroberfläche. Dreidimensionale Reproduktion.
Das von den Pneumozyten II gebildete und auf die Alveolaroberfläche abgegebene Surfactantmaterial spreitet sich als monomolekularer Film über dem Alveolarepithel. Der Surfactant gleicht die Unebenheiten zwischen den Pneumozyten I und II aus. Einzelne Mikrovilli ragen auf der Oberfläche durch den Surfactantfilm in die Alveolarlichtung.
1 = Pneumozyt II
2 = Pneumozyt I
3 = Surfactantfilm
4 = Alveolarkapillaren

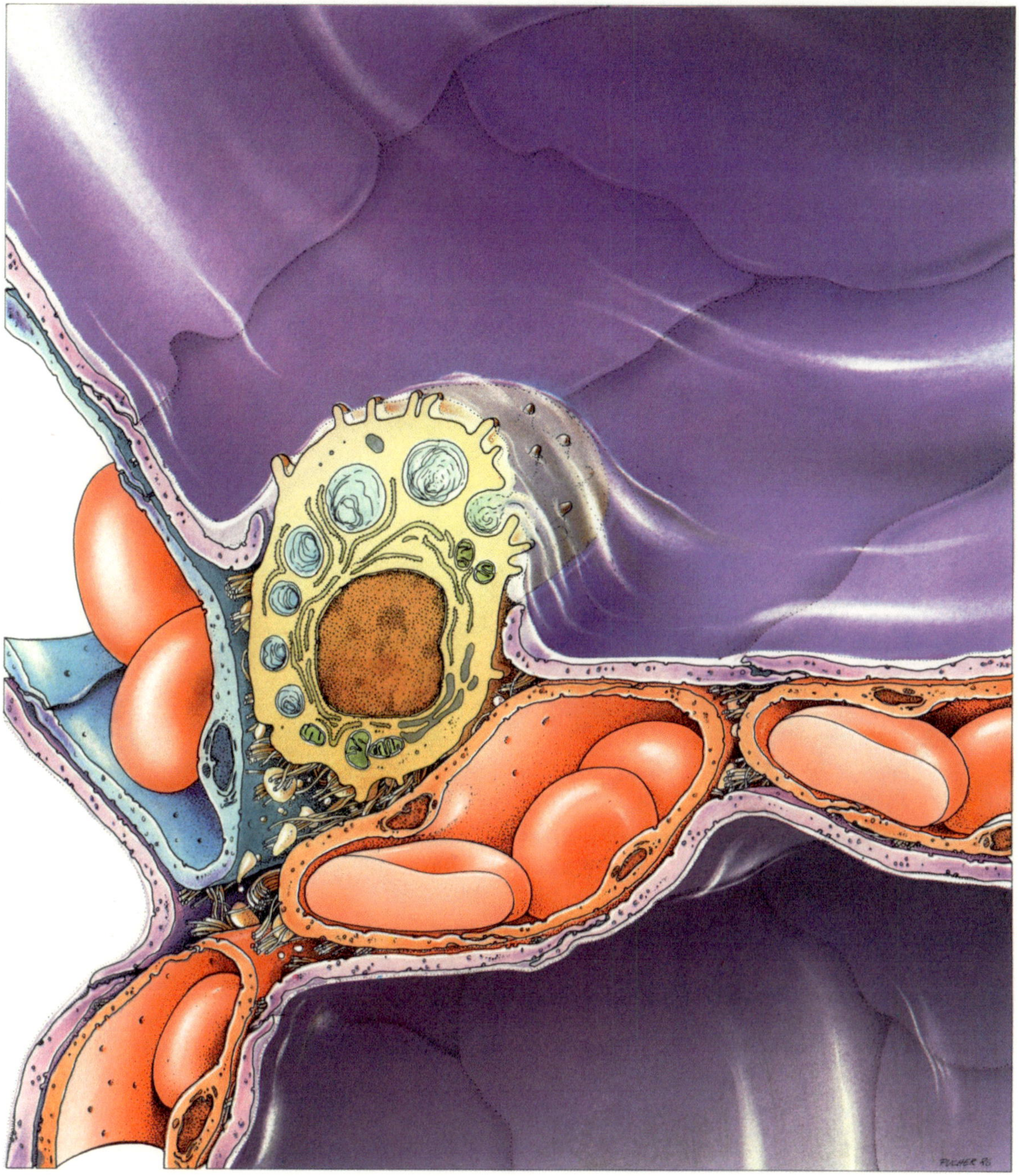

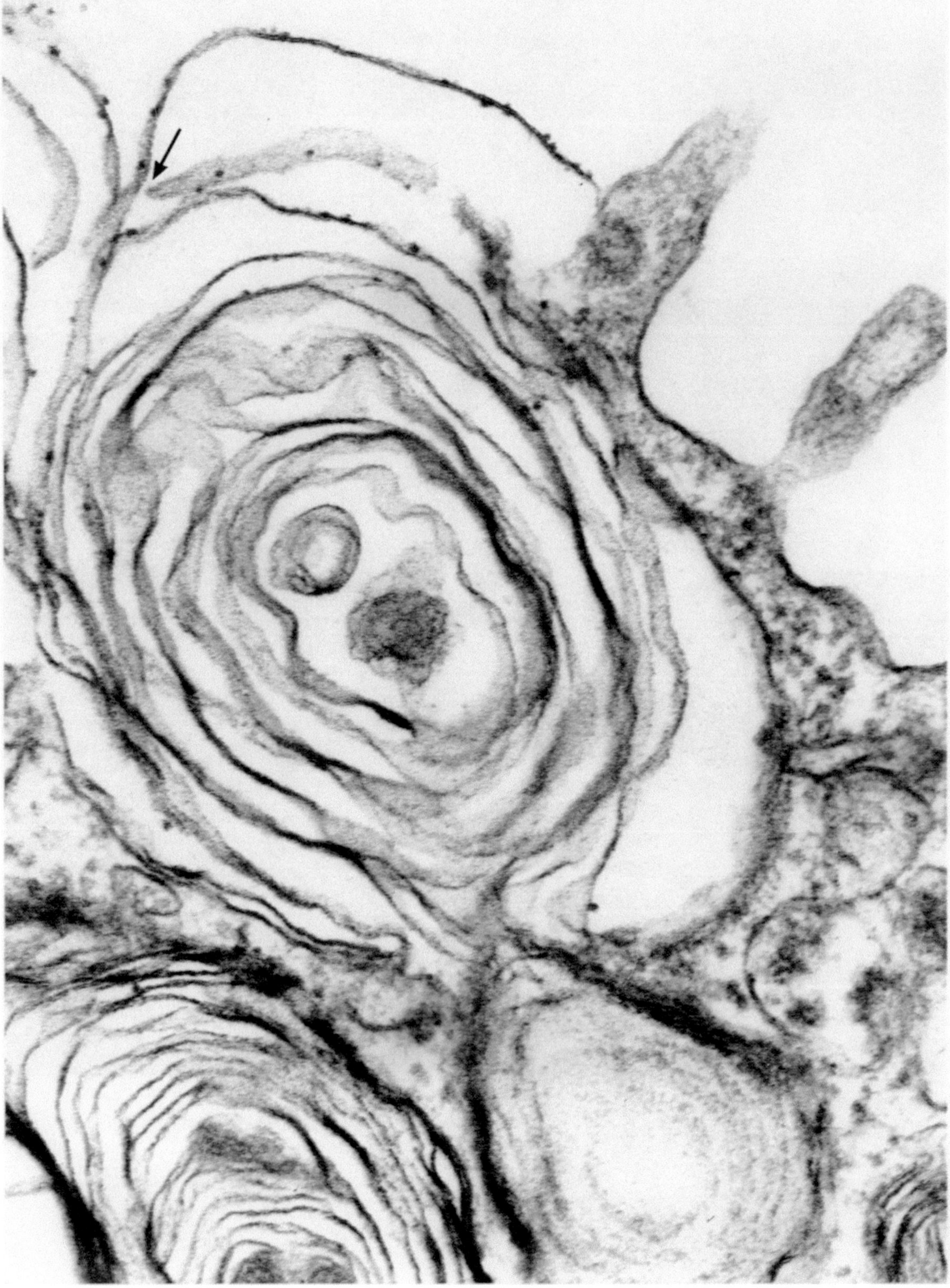

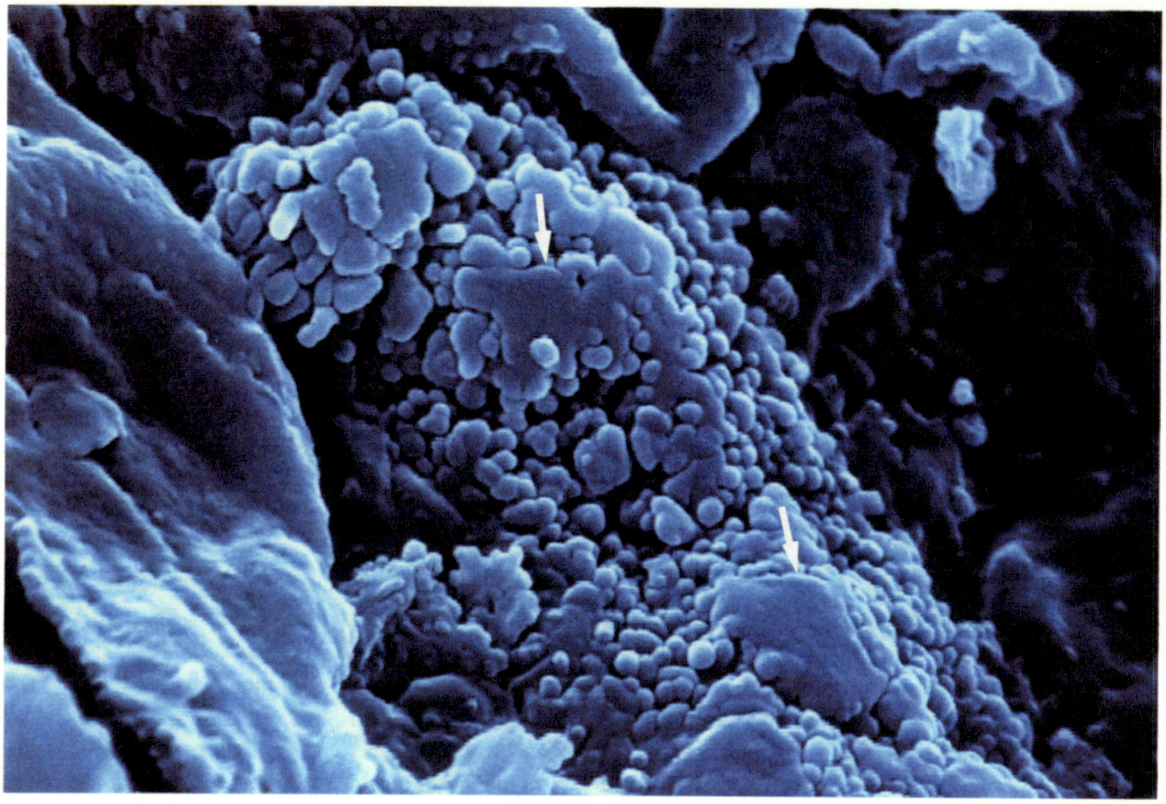

◁ Abb. 11
Ausscheidung des Surfactant aus den Pneumozyten II. Die osmiophilen Lamellenkörper legen sich von innen der Zellmembran an. Die Zellmembran öffnet sich über den Lamellenkörpern (Pfeil). Die in dem Lamellenkörper enthaltenen Substanzen werden in die Alveolarlichtung freigesetzt.
Transmissionselektronenmikroskopische Aufnahme
Vergrößerung: 160000 x

Abb. 12
Oberflächenstruktur eines Pneumozyten II mit Ausscheidung des Surfactant (Pfeile). Neben der Mikrovillistruktur ist auf der Zelloberfläche in unterschiedlich breiten Komplexen in die Alveolarlichtung abgegebene Surfactantmaterial erkennbar.
Rasterelektronenmikroskopische Aufnahme
Vergrößerung: 8300 x

3.1. Steuerung der Surfactantproduktion

Die Mechanismen, die die Surfactantsekretion steuern, sind nicht endgültig geklärt. In der Lunge von Erwachsenen führt die Erhöhung des Minutenvolumens der Atmung zu einem Anstieg des alveolären Surfactant. Experimentelle Untersuchungen zeigen, daß Azethylcholin, Mediatoren und Prostaglandine an der Regulation der Surfactantbildung beteiligt sind.

Die Wege des Surfactantabtransportes aus der Alveole sind nach autoradiographischen Untersuchungen von Kalina und Young (1980) folgende:

1. Abtransport des Surfactant über das Bronchialsystem
2. Abtransport des Surfactant über Alveolarmakrophagen, die nach Phagozytose des Surfactantmaterials die Substanzen abbauen können.
3. Abtransport des Surfactant über das Lymphgefäßsystem.

Eine Kombination verschiedener Eliminationswege wird diskutiert.

4. Physiologie des Surfactant

Der gespreitete Surfactant bildet auf der luminalen Oberfläche der Alveolen einen monomolekularen Film. Es wird angenommen, daß der Surfactant bei der In- und Exspiration dynamisch die Oberflächenspannung an der Grenzfläche zwischen Luft und Gewebe senkt. Die oberflächenaktive Wirkung des Surfactant ist der amphiphilen Struktur des Lecithins und des Phosphatidylglycerols zuzuschreiben. Durch den Charakter eines Bi- und Multilayers hat der Surfactant außerdem eine Antiklebefunktion. Sie bildet einen wesentlichen Faktor für die Stabilisierung der Alveolarstruktur und der Struktur der Bronchiolen.

Die Trennfläche zwischen zwei festen, flüssigen und gasförmigen Phasen wird als Grenzfläche bezeichnet. Bei der Trennung einer Flüssigkeit zur Vergrößerung der Oberfläche muß gegen die Kohäsion der vorhandenen Moleküle Arbeit geleistet werden. Diese Kohäsionskräfte wirken sich auch auf das Innere einer Phase aus. Beim Transport und der Bewegung von Molekülen aus dem Inneren einer Phase an die Grenz- oder Oberfläche muß Arbeit geleistet werden. Die an der Grenzfläche vorhandenen Moleküle besitzen demnach einen um einen gewissen Betrag höheren Anteil an potentieller Energie als die Moleküle im Phaseninnern. Diese Energie wird als Grenzflächenenergie, Oberflächenenergie oder Oberflächenspannung bezeichnet. Die Oberflächenspannung ist also die Arbeit, die pro Flächeneinheit bei der Trennung zweier Flüssigkeiten zur Vergrößerung einer Oberfläche angewendet werden muß.

Die Oberflächenspannung weist folgende Eigenschaften auf:

- sie versucht stets Minimalflächen zu bilden,
- sie kann durch Zu- und Abfuhr von Energie verändert werden,
- sie nimmt mit wachsender Temperatur ab.

Die Gestaltung von Schaumschichten auf die Umformung eines Flüssigkeitsfilmes und Flüssigkeitsstrahles in Tropfenform gehen auf die Wirkung der Oberflächenspannung zurück.

Es besteht die Hypothese, daß in der phylogenetischen Entwicklung die Differenzierung einer Lungenatmung mit dem Prinzip des alveolären Gasaustausches nur deshalb möglich war, weil durch die Bildung der oberflächenaktiven Phospholipide die Reduktion der Oberflächenspannung in den Lungenalveolen möglich wurde (Farell 1982).

Die Adhäsionskräfte werden mit dem Abnehmen des Durchmessers der Alveolen bei der Exspiration immer größer. Diese Kraft hat die Tendenz, die Grenzfläche zwischen Alveolarwand und Luft zu verkleinern und die Krümmung im Alveolarepithel auszugleichen. Während der Inspiration macht sich ein erhöhter Dehnungswiderstand, während der Exspiration eine verstärkte Retraktionskraft der Lunge bemerkbar. Die Oberflächenspannung mit ihrer Tendenz zur Oberflächenverkleinerung erzeugt einen intraalveolären Druck (P) mit Kompression der Atemluft. Dieser Druck ist proportional der Oberflächenspannung (OSP) und umgekehrt proportional dem Krümmungsradius (r) der Alveolen. Diese Beziehung drückt sich aus im Laplace-Gesetz für die kugelige Tropfenform:

$$P = 2 \times OSP : R.$$

Dieser Druck wird auch als Kollapsdruck der Alveolen bezeichnet, da er das Zusammenspiel der Alveolen begünstigt (Sanderson 1976). Messungen haben ergeben, daß die Wirkung der oberflächenaktiven Substanzen bei der Dehnung geringer wird, bei der Retraktion aber erheblich zunimmt und dadurch die Oberflächenspannung sinkt.

Nach Untersuchungen von von Ebert (1978) ist anzunehmen, daß die Oberflächenspannung aus dem Alveolarsystem auch zur Stabilisierung der peripheren Anteile des Bronchialsystems beitragen. Die Bronchialwand hat in diesem Abschnitt kein Knorpelgerüst. Sie besteht aus dem Oberflächenepithel der Bronchiolen, aus einer lockeren, gefäßführenden Bindegewebszone und einer Schicht aus glatter Muskulatur. Die Anpassung der Lichtungsweite der Exspirations- und Inspirationsphase kann nur durch die Mitwirkung des Surfactant bei der Regulierung der Oberflächenspannung in diesem Bereich erklärt werden.

Die größte Bedeutung hat der Surfactant beim ersten Atemzug des Neugeborenen. Die Oberflächenspannung ist in den noch nicht entfalteten Alveolen am höchsten. Wahrscheinlich wird vor der Geburt Surfactant im Überschuß gebildet. Das nicht gespreitete Surfactantmaterial wird, wie Untersuchungen von Eckert und Mitarb. (1983) ergeben haben, durch eine rasch einsetzende Makrophagenaktivität und -phagozytose beseitigt.

In der embryonalen Entwicklung setzt eine Surfactantbildung früh ein und steigt mit der 35. Schwangerschaftswoche stark an. Eine Entfaltung des Alveolarsystems bei einer Frühgeburt vor diesem Zeitpunkt ist deshalb ohne therapeutische Stimulation der Pneumozytenreifung und Bildung des Surfactant kaum zu erwarten. Die Reifung des Alveolarepithels und seine Fähigkeit zur Surfactantbildung wird deshalb häufiger als wesentliches Reifezeichen bei Frühgeborenen angesehen.

5. Morphologie des Surfactant im Alveolarsystem (Abb. 12–16)

Weibel (1970) hat als erster das morphologische Substrat des Surfactant im Alveolarbereich beschrieben. Er postuliert als Auflage über dem Alveolarepithel eine Doppel-Flüssigkeitsschicht. Eine lockere Basisschicht von verschiedener Dicke liegt direkt der Zellmembran der Alveolarepithelzellen an. Sie gleicht die Unebenheiten auf der Epitheloberfläche aus. Über dieser Basisschicht befindet sich an der Luft-Flüssigkeitsgrenze ein dünner, aber relativ fester Oberflächenfilm. Diese Basisschicht füllt die Region zwischen den Zellmembranen und dem Oberflächenfilm aus. Der Oberflächenfilm erscheint mehr oder weniger kontinuierlich und einheitlich. Die Basisschicht ist normalerweise homogen und enthält gelegentlich osmiophile Einschlüsse verschiedener Dimensionen und unterschiedlicher Dikke.

Die Flüssigkeitsmoleküle der Hypophase, die an der luminalen Oberfläche, der Grenzfläche zur Alveolarluft, liegen, enthalten gegenüber den Flüssigkeitsmolekülen im Inneren der Hypophase mehr Energie. Diese energiereichen oberflächlichen Moleküle an der Grenzfläche der alveolären Hypophase sind für die alveoläre Grenzflächenspannung, die alveoläre Oberflächenspannung, verantwortlich. Diese Grenzflächenmoleküle versuchen, einen weniger energiereichen Zustand einzunehmen. Die alveoläre Hypophase tendiert, bedingt durch ihre Oberflächenspannung, zu einem Tropfen zusammenzuschnurren. Die energetisch günstigste Form einer jeden Flüssigkeit ist die Tropfenform. Der Tropfen beinhaltet die meiste Flüssigkeitsmenge im Verhältnis zu seiner Oberfläche und somit zur Anzahl seiner grenzflächenaktiven Moleküle.

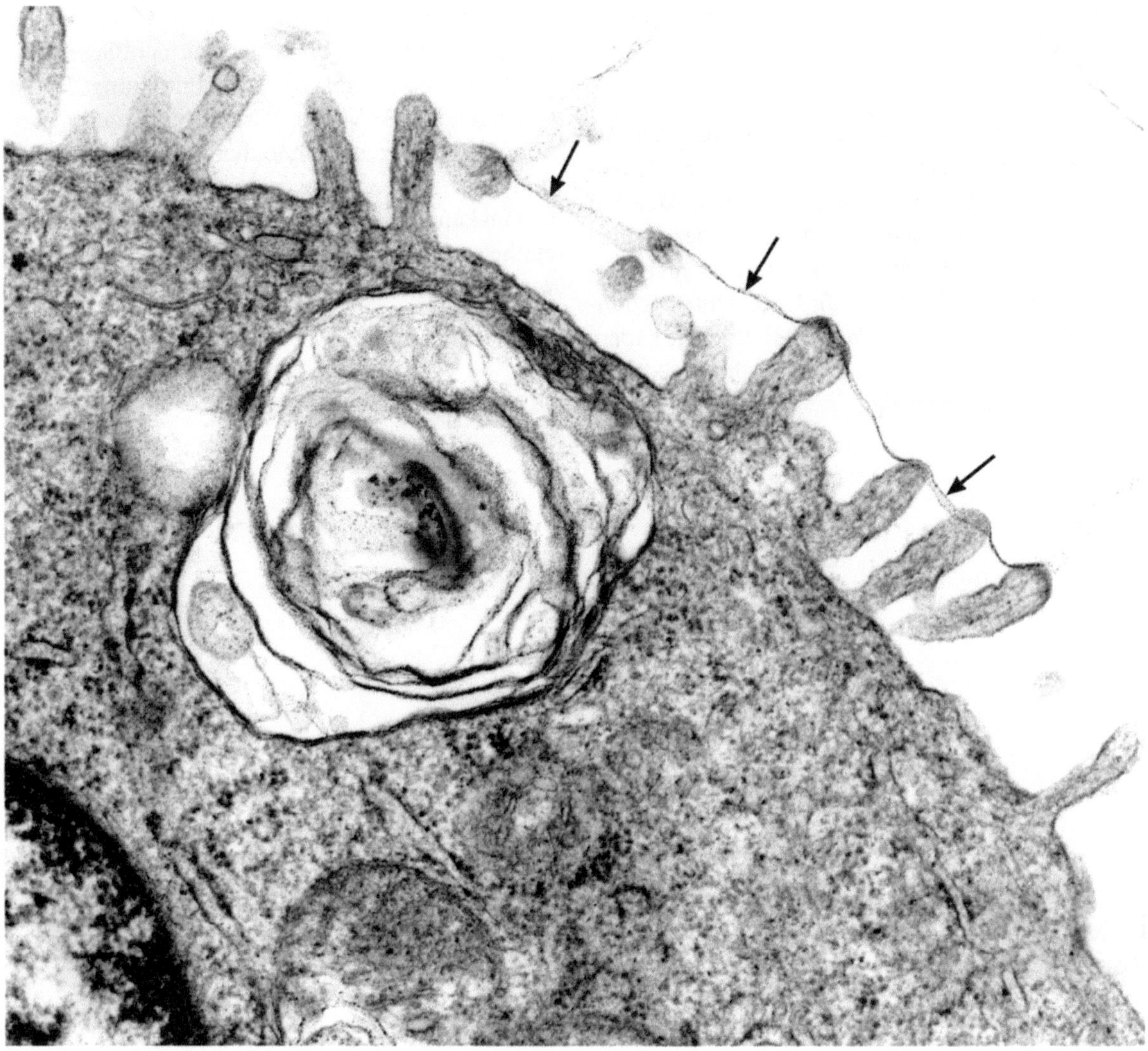

Abb. 13

Spreitung des Surfactant in der Alveolarlichtung über einem Pneumozyten II (Pfeile). Die in die Alveolarlichtung ausgeschiedenen Surfactantanteile spreiten sich als monomolekularer Film über dem Epithel. Die Mikrovilli auf der Oberfläche der Epithelzellen buckeln den Surfactantfilm z. T. vor, z. T. ragen die Spitzen der Mikrovilli durch den Surfactantfilm frei in die Alveolarlichtung. Unter der Zellmembran des Pneumozyten II ein osmiophiler Lamellenkörper.

Transmissionselektronenmikroskopische Aufnahme
Vergrößerung: 56000 ×

Abb. 14

Wand der Alveole mit gespreitetem Surfactant. Die Surfactantschicht liegt als monomolekularer Film (Pfeile) über einem Ausläufer eines Pneumozyten I. An dem Surfactantfilm ist eine dichte basale, darüber eine etwas hellere granuläre Zone zu unterscheiden. Im Pneumozyten I in unregelmäßiger Verteilung Pinozytosebläschen. Darunter die gemeinsame Basallamelle (BL) zwischen Alveolarepithel und Kapillarendothel. In den mitgetroffenen Anteil des Kapillarendothel (EN) Pinozytosebläschen ▷

Transmissionselektronenmikroskopische Aufnahme
Vergrößerung: 240000 ×

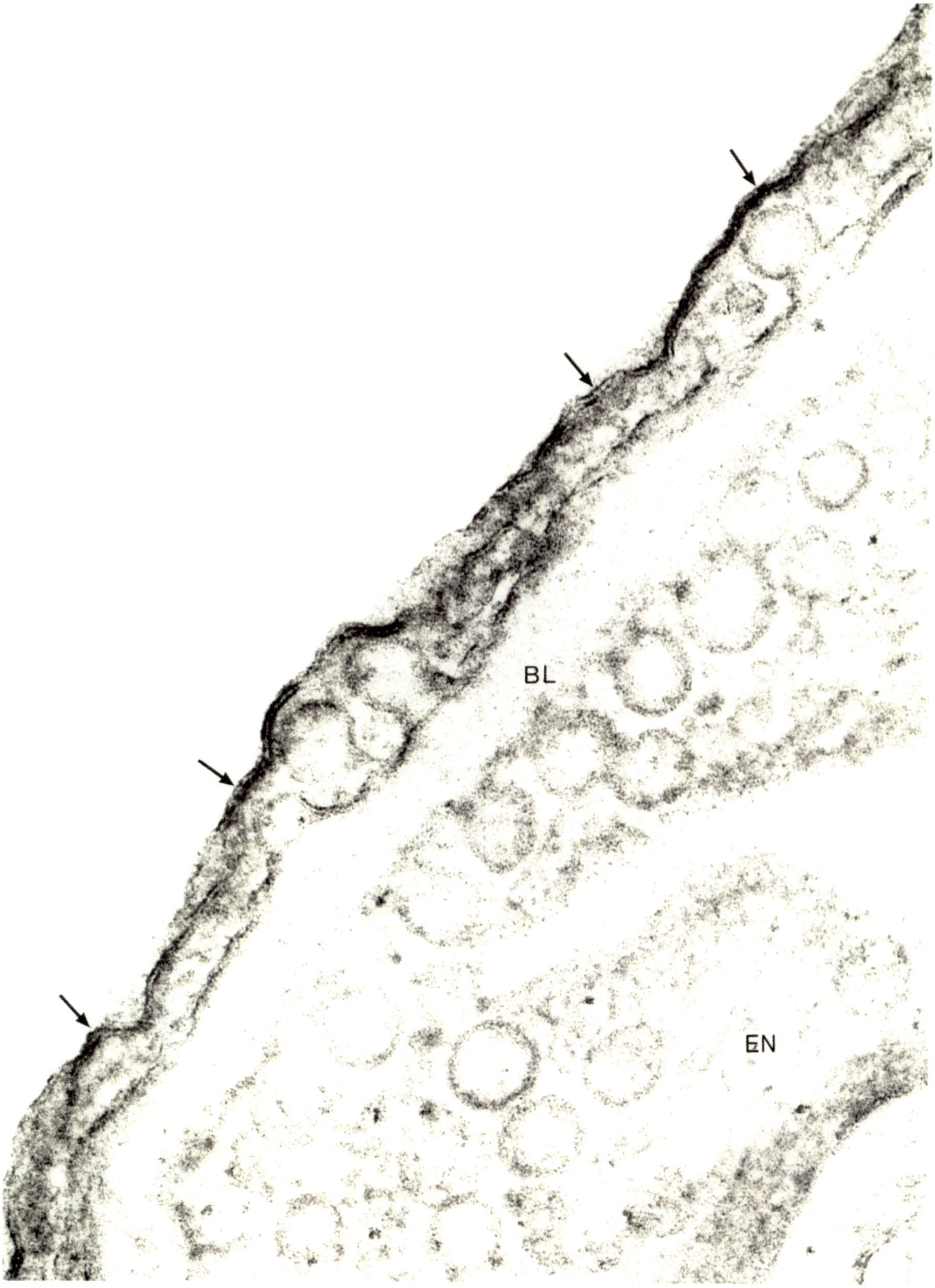
BL
EN

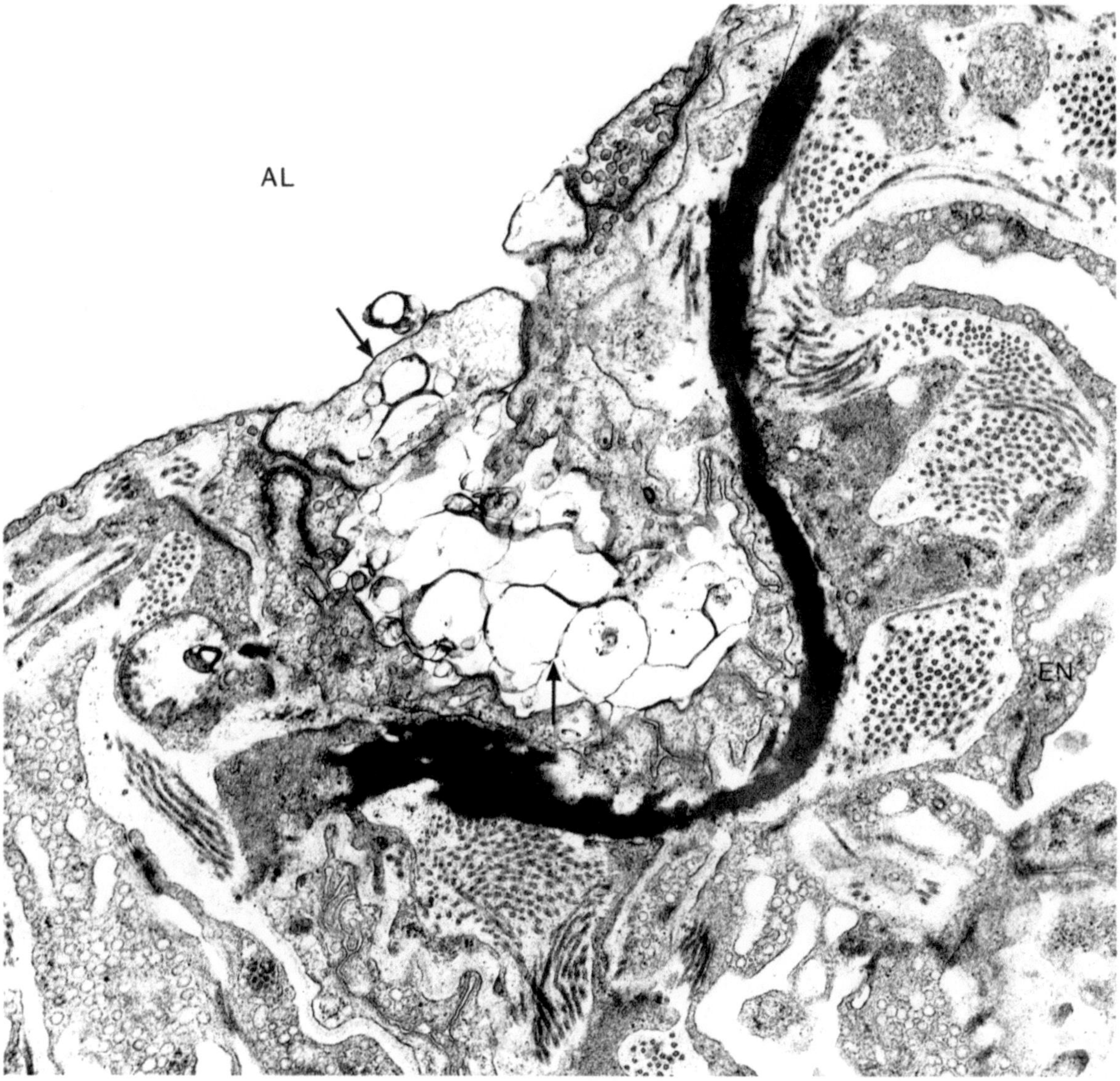

Abb. 15
Anordnung des Surfactant in einer Nische des Alveolarepithels. Die Phospholipide sind z. T. in gestreckten, z. T. in bläschenförmiger Struktur angeordnet (Pfeile). Durch den Surfactant werden die Unebenheiten der Alveolarinnenfläche ausgeglichen. Darunter getroffen das Interstitium zwischen den Alveolen mit Kollagenfaserbündeln, einer elastischen Faser und einer angetroffenen Kapillare (AL = Alveolarlichtung; EN = Kapillarendothel).
Transmissionselektronenmikroskopische Aufnahme
Vergrößerung: 35 000 ×

Abb. 16
Gitterförmige Aggregation des Surfactant über dem Alveolarepithel. Zwischen den netzförmig angeordneten Phospholipidmembranen liegen feingranuläre Proteinanteile, die dem Apoprotein des Surfactant entsprechen. ▷
Transmissionselektronenmikroskopische Aufnahme
Vergrößerung: 65 000 ×

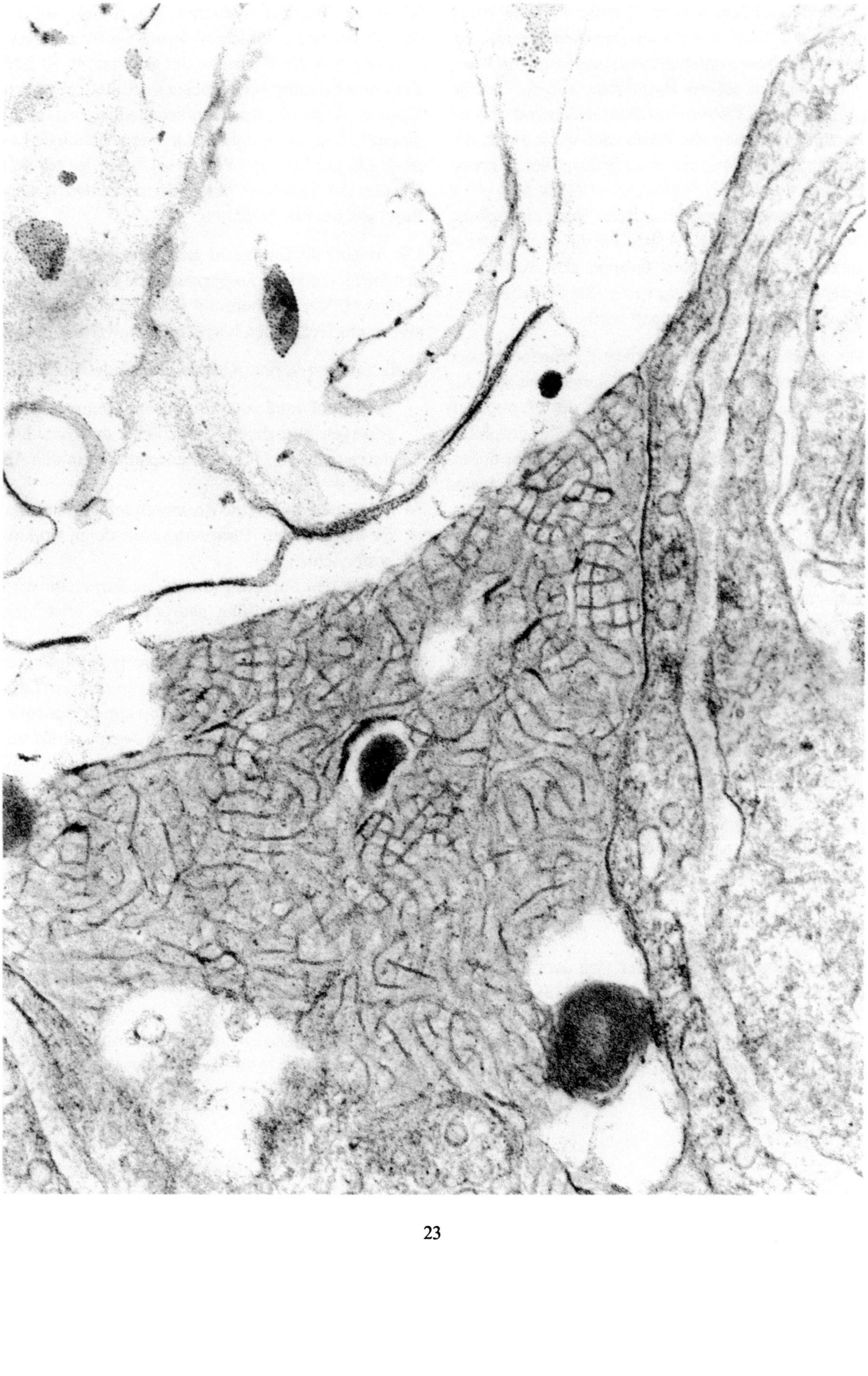

Der von den Pneumozyten II produzierte Surfactant nimmt die Position der energiereichen grenzflächigen Hypophasen durch seinen Spreitungsdruck ein, in dem er sich auf der Hypophase wie ein Tropfen Öl auf einer Wasseroberfläche ausbreitet. Diese Platzhalterfunktion des Surfactant wird durch die amphiphile Struktur mit einer hydrophilen Gruppe an einem Ende des Surfactantmoleküls und einer hydrophoben Gruppe am anderen Ende ermöglicht. Der Spreitungsdruck erklärt sich durch die Anwesenheit der hydrophilen Gruppe des Surfactant, durch die die freie Energie, die Grenzflächenenergie, der Hypophase verringert wird.

Mit seiner hydrophilen Seite liegt der Surfactant der Hypophase auf und bildet ihre Grenzfläche zum Alveolarlumen. Wahrscheinlich liegt der Hypophase mindestens eine Doppelschicht aus hydrophilen Molekülen mit dazwischenliegenden hydrophoben Molekülen auf, die somit eine geschlossene Membran bildet.

Der Surfactant selbst wird eine energetisch günstige Form annehmen, wenn er nicht gespreitet wird. Das Surfactantmaterial fällt aus, wenn schon genügend Surfactant auf der Alveolaroberfläche ausgebreitet ist und wenn kein adäquater Untergrund für die Spreitung vorhanden ist. Auch für den Surfactant stellt die Tropfenform die energetisch günstigste Konstellation dar. Bei transmissionselektronenmikroskopischen Untersuchungen gleichen diese Surfactantkugeln nahezu kreisrunden Flächen oder Löchern. Durch das scheibenweise Abschneiden in den Ultradünnschnitten sind die Surfactantkugeln nur noch als Kugelabschnitte sichtbar. Auch bei dieser Form des Surfactant ist die Anordnung der hydrophilen und hydrophoben Schicht so wie beim gespreiteten Surfactant.

Solche Surfactantkugeln lassen sich dem Begriff eines „Pneus" zuordnen (Schneider 1980). Ein Pneu stellt einen Tropfen mit einer leicht deformierbaren Hülle dar, der eine flüssige oder gasförmige Füllung einschließt und als Ganzes selbst in ein flüssiges oder gasförmiges Medium eingebettet ist.

Selbst ein fluidmechanischer Transportablauf ist deshalb bei den „Surfactantkugeln" im Bronchialsystem denkbar. Zwei Tropfen der gleichen stofflichen Zusammensetzung verschmelzen zu einem größeren Tropfen, wenn sie einen unterschiedlichen Durchmesser haben, da sie dann auch unterschiedliche Laplace-Drucke besitzen. Von dieser Stelle des größten Druckes in Richtung des kleineren entsteht eine fluidmechanische Strömung.

Die Alveole als Ganzes ist gleichsam von einer großen Surfactantkugel ausgegossen, sie drückt die Hypophase in die Nischen und Krypten, die durch die alveolären Deckzellen hervorgerufen werden.

Surfactant hat in den Alveolen folgende Aufgaben:

- Surfactant muß an die Hypophasenoberfläche gelangen und deren Grenzfläche ersetzen. Dadurch sinkt die Oberflächenspannung in den Alveolen.
- Surfactant erhält eine Restoberflächenspannung, die die alveoläre Ausatmung ohne deren Kollaps ermöglicht.
- Durch den Spreitungsdruck des Surfactant wird die Hypophase dünn gedrückt, dies erleichtert den alveolären Gasaustausch.
- Surfactant schützt die alveoläre Hypophase vor der Austrocknung. Durch den intensiven Luftaustausch würde die Alveole schnell austrocknen und könnte von exogenen Noxen direkt angegriffen werden. Dem Surfactant kommt so auch eine Abwehrfunktion zu.

Abb. 17

Elimination überschüssigen Surfactantmaterials durch Alveolarmakrophagen. Das in der Alveolarlichtung nicht gespreitete Surfactantmaterial (Pfeile) wird durch einen Alveolarmakrophagen durch Phagozytose aufgenommen und in das Zytoplasma eingeschlossen (AL = Alveolarlichtung; MA = Makrophagen). ▷

Transmissionselektronenmikroskopische Aufnahme
Vergrößerung: 4300×

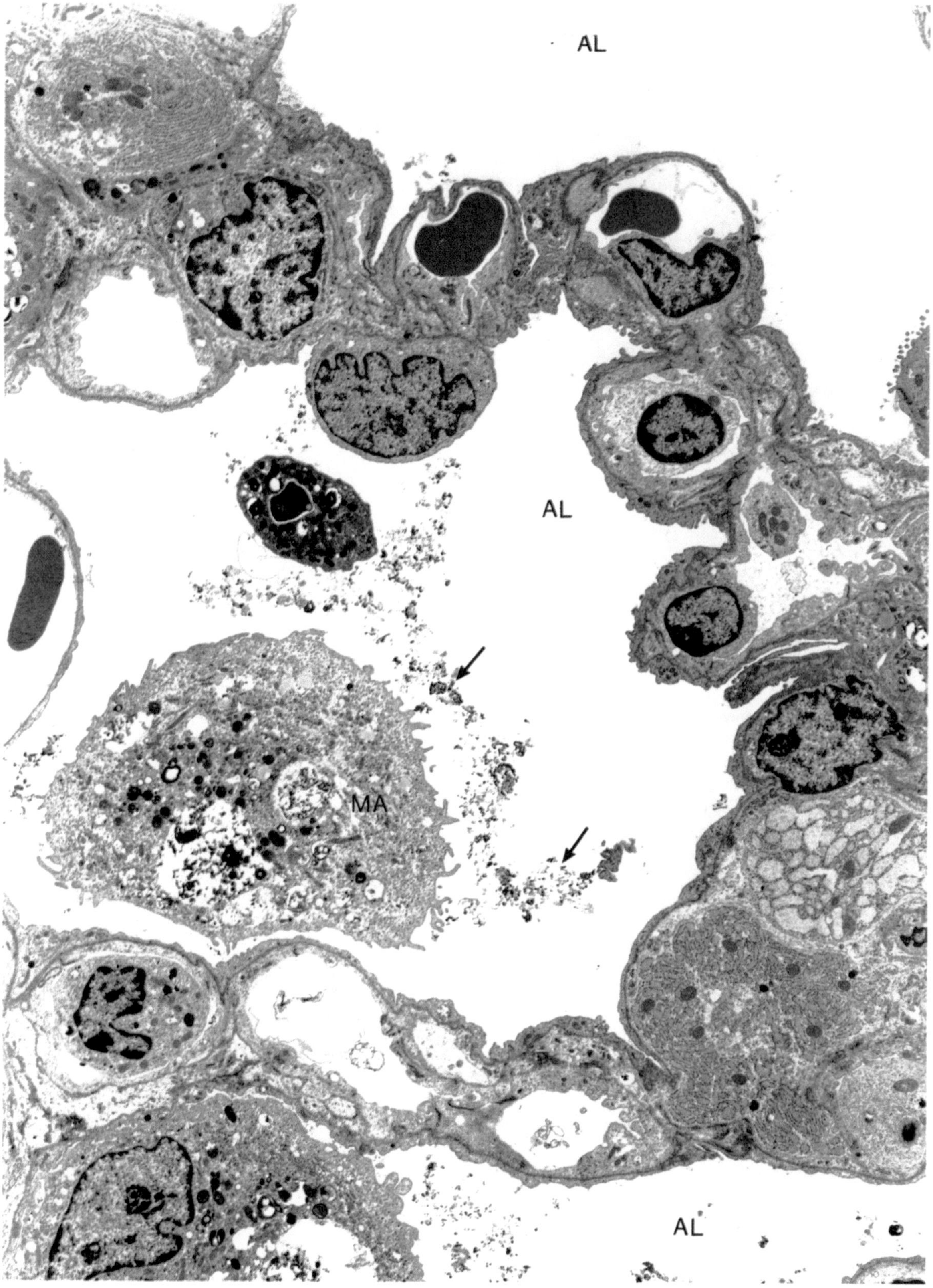
AL
AL
MA
AL

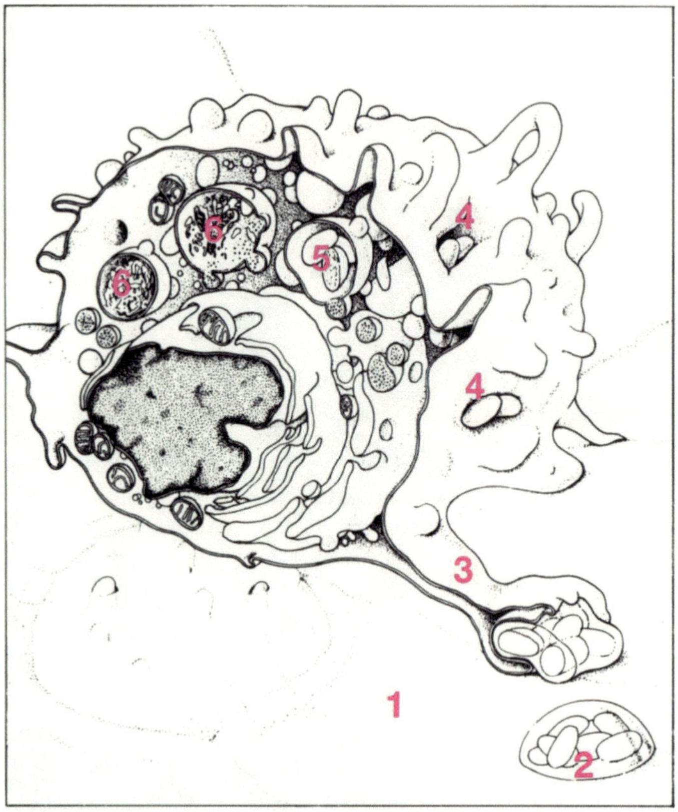

Abb. 18
Surfactant als Teilkomponente der alveolären Abwehrmechanismen. Das Surfactantmaterial begünstigt die Phagozytose und das intrazelluläre killing von Bakterien. Die Bakterien werden in der Alveolarlichtung von Surfactant eingehüllt. Die Makrophagen treten über Zytoplasmaausstülpungen mit den in die Alveolen gelangten Bakterienkomplexe in Kontakt. Über mundförmige Öffnungen der Zellmembran werden die Bakterien in das Zytoplasma eingeschlossen und in Zellmembran eingehüllt in die Tiefe des Zytoplasmas verlagert. Intrazytoplasmatisch legen sich den Phagosomen primäre Lysosomen an und geben in die Phagosomen lytische Enzyme frei, mit denen ein Abbau der Bakterien möglich ist.

1 = Oberfläche des Alveolarepithels
2 = Bakterienkomplex mit Surfactantumhüllung
3 = Zytoplasmafortsatz eines Alveolarmakrophagen mit Kontakt zu Bakterienkomplexen
4 = Mundförmige Öffnung auf der Oberfläche eines Alveolarmakrophagen
5 = Phagosom mit inkorporierten Bakterien und Anlagerung primärer Lysosomen
6 = Lytischer Abbau der Bakterien in einem Phagolysom

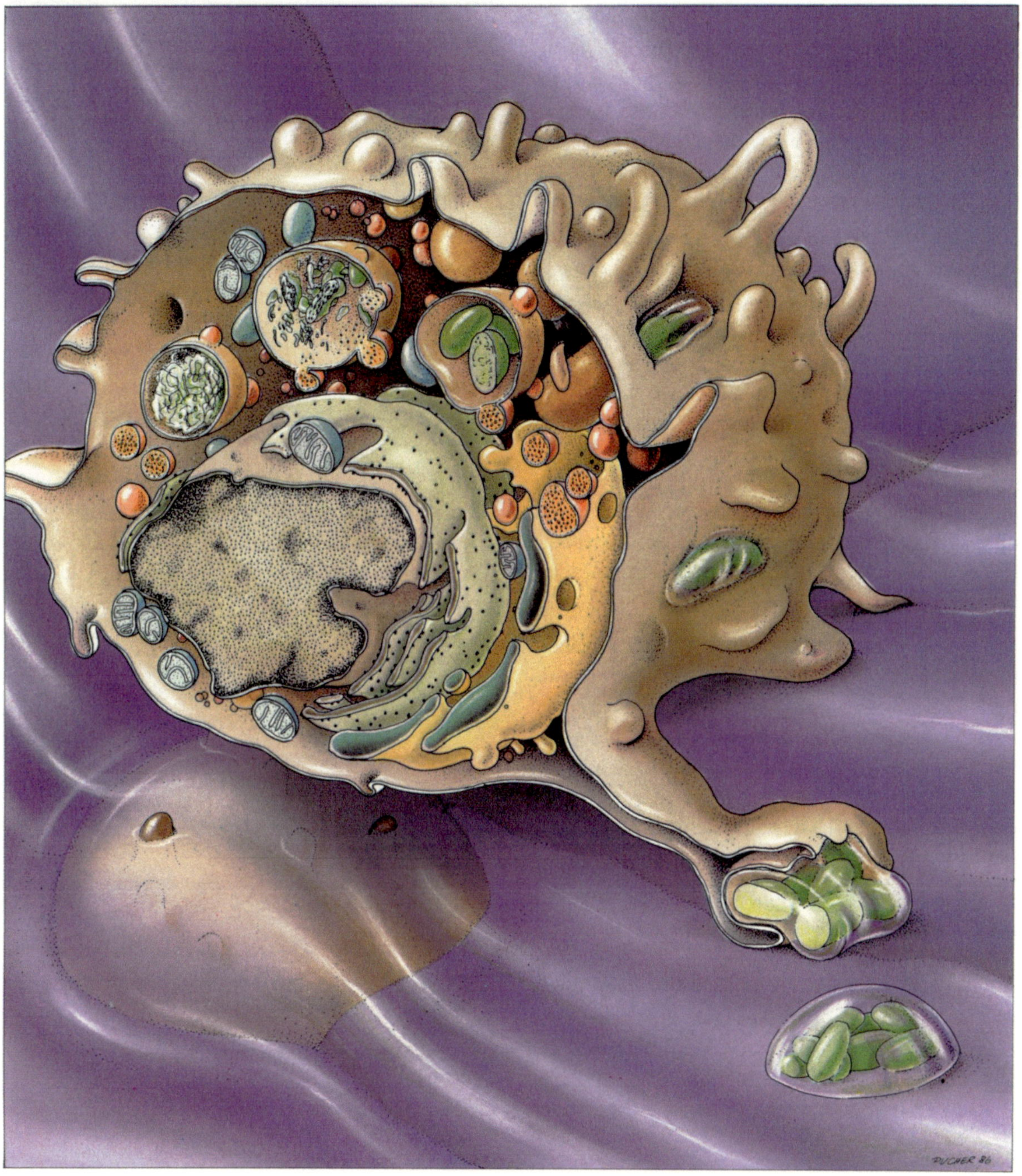

5.1. Surfactant als Teilkomponente der Schutzmechanismen (Abb. 17–19)

Durch die inhalierte Luft und über die Gefäße ist das Alveolarsystem der Lunge ständig der Einwirkung toxischer Substanzen und infektiöser Agenzien ausgesetzt. Das System kann deshalb nur dann funktionieren, wenn ständig wirksame Abwehrmechanismen aufgebaut werden, die die Wirkung pathogener Agenzien neutralisieren können.

Der Surfactant im Alveolarsystem wird im Rahmen der ortsständigen Abwehrreaktionen als wichtige Teilkomponente aufgefaßt (Jarstrand 1984). Die gleichmäßig im gesamten Alveolarraum ausgebildete, das Epithel bedeckende Surfactantschicht verhindert, daß partikuläre Bestandteile aus der Atemluft, vor allem infektiöse Agenzien, wie Bakterien und Viren, einen direkten Kontakt mit der Zellmembran des Alveolarepithels finden. Die Adhäsion, die für die pathogene Wirkung der Agenzien entscheidend ist, wird durch den Surfactant verhindert (Morgenroth, Opferkuch, Herzog 1982).

Es wird angenommen, daß die zyklischen Veränderungen der Oberflächenspannung in der Exspirations- und Inspirationsphase der Atmung einen atemabhängigen Clearancemechanismus unterhalten, durch den die Partikel aus der Alveole in das Bronchialsystem transportiert werden und so mit dem Sekretstrom nach außen abgegeben werden können.

In aus der bronchoalveolären Lavage gewonnenen Surfactantfraktionen sind mit verschiedenen Methoden der Zentrifugation Apoproteine nachweisbar, die als Bestandteil der körpereigenen Abwehr aufgefaßt werden. Dabei ist nicht endgültig geklärt, ob diese Apoproteine Teil der Proteinfraktionen des Surfactant sind oder ob sie eine eigene Fraktion darstellen, die aus der Surfactantfraktion nicht getrennt werden kann (Jarstrand 1984).

Im Alveolarsystem sind Immunglobuline nachweisbar, unter denen der Gehalt an IgG am höchsten ist und die Anteile an IgA aufweisen. Der Gehalt an diesen Immunglobulinen unterscheidet sich deutlich von den Immunglobulinen des Serums. Diese Tatsache spricht dafür, daß eine lokale Produktion von Immunglobulinen stattfindet oder ein selektiver Transport dieser Substanzen in das bronchoalveoläre System stattfindet.

Der Surfactant reguliert die Zahl der in die Alveolen einwandernden Makrophagen. Diese Surfactantfunktion dokumentiert sich bereits in der postnatalen Phase, in der durch die Makrophagen das im Überschuß vorhandene Surfactantmaterial eliminiert wird. Durch welchen Regulationsmechanismus diese Stimulation der Makrophagenaktivität erfolgt und welche Substanzen sie vermitteln ist bisher nicht geklärt.

An in vitro Untersuchungen mit Lavageflüssigkeit mit biochemisch definiertem Surfactantanteil ist ermittelt worden, daß der Surfactant direkt mit Bakterien reagiert. Es wird angenommen, daß Bakterien, die in den Alveolarraum gelangt sind, wie z. B. Staphylokokken (O'Neill et al. 1984), von Surfactant eingehüllt werden (Precoating der Bakterien). Es kann nachgewiesen werden, daß die Phagozytose von Bakterien durch die Makrophagen gesteigert wird und der intrazelluläre Abbau der Bakterien (intercellular killing) in den Makrophagen signifikant gesteigert werden kann.

Schutzfunktion des Surfactant
1. Abdeckung der Zellmembran des Alveolarepithels
2. Opsonierung von Bakterien
3. Einhüllung anorganischer Staubteilchen
4. Zyklische Veränderungen der Oberflächenspannung →Clearance der Alveole
5. Aktivierung der Alveolarmakrophagen

Tabelle 2

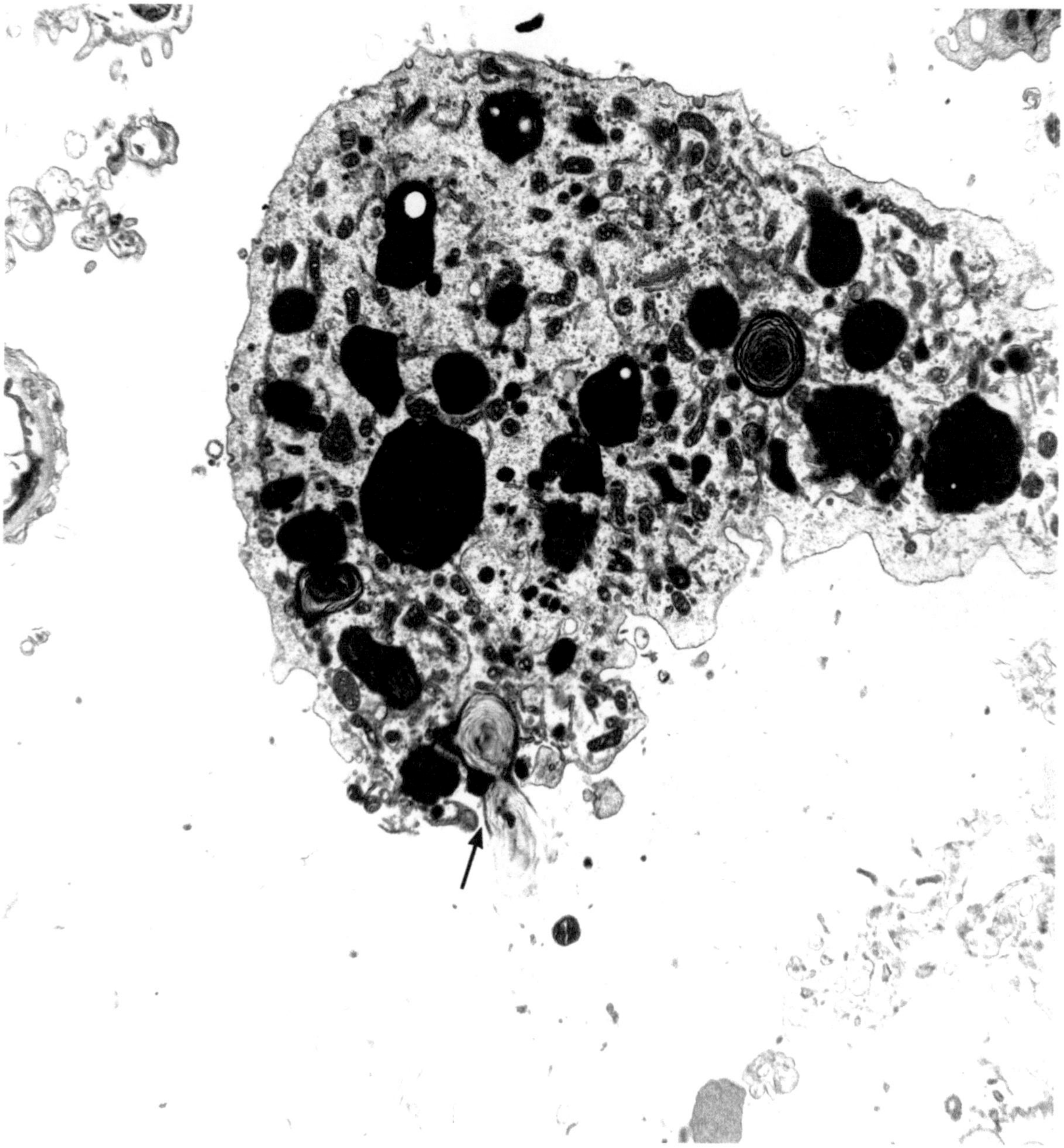

Abb. 19
Phagozytose von Surfactantmaterial durch einen Alveolarmakrophagen. Das nicht gespreitete, in die Alveolarlichtung freigesetzte Surfactantmaterial führt zu einer Aktivierung der Makrophagenmigration aus dem Interstitium in die Alveolarlichtung. Das Surfactantmaterial wird in Phagolysosomen im Zytoplasma eingeschlossen. Es tritt eine zunehmende Verdichtung des Surfactantmaterials in den Phagolysosomen auf.
Transmissionselektronenmikroskopische Aufnahme
Vergrößerung: 10000 ×

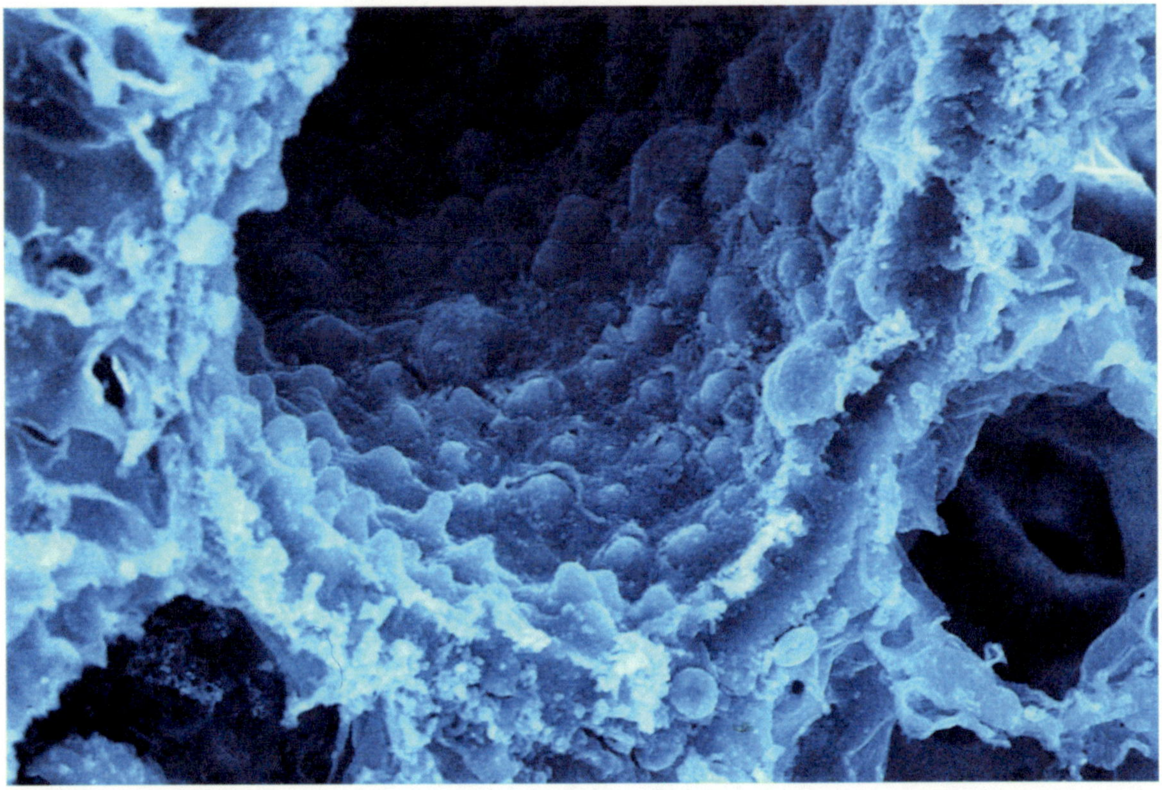

Abb. 20
Einblick in einen Bronchiolus terminalis mit angrenzender Alveolarstruktur. In die Bronchioluslichtung ragen die Sekretkuppen der Clarazellen. Über den Bronchiolusepithelzellen die Mukusschicht.
Rasterelektronenmikroskopische Aufnahme
Vergrößerung: 900 ×

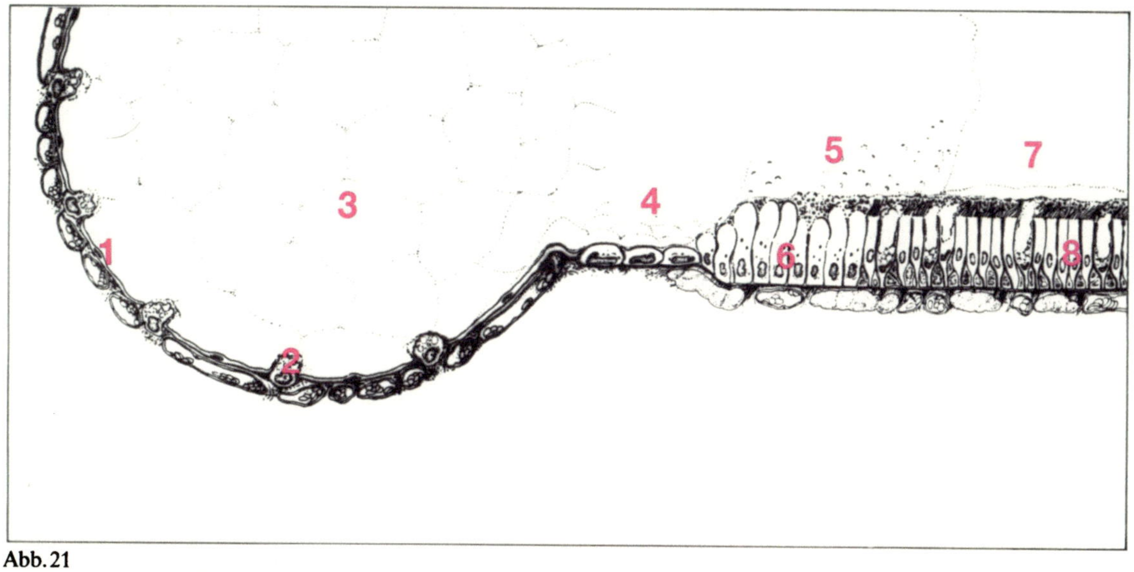

Abb. 21
Ausbreitung und Ausscheidung des Surfactant aus dem Alveolar- in das Bronchialsystem. Dreidimensionale halbschematische Reproduktion.
Das in der Alveolarlichtung als monomolekularer Film angeordnetes Surfactantmaterial wird mit der Änderung der Oberflächenspannung in der Inspirations- und Exspirationsphase aus der Alveolarlichtung in den Alveolargang und in die Bronchioli verschoben. In den Bronchioli ist der Surfactant über den Clara- und Zilienzellen z. T. als lamelläre, z. T. als vesikulär-schaumartige Struktur angeordnet. Über dem Bronchialepithel der peripheren und zentralen Abschnitte des Bronchus ist Surfactantmaterial in der Solphase des Mukus als vesikuläre, schaumartige Struktur und an der Grenze zwischen Sol- und Gelphase als lamelläre Struktur nachweisbar.
1 = Pneumozyten I der Alveolarwandauskleidung
2 = Pneumozyten II
3 = Surfactantschicht
4 = Alveolargang
5 = Bronchioluslichtung
6 = Clarazellen der Bronchioli
7 = Bronchiallichtung
8 = Bronchialepithel mit Zilien- und Becherzellen

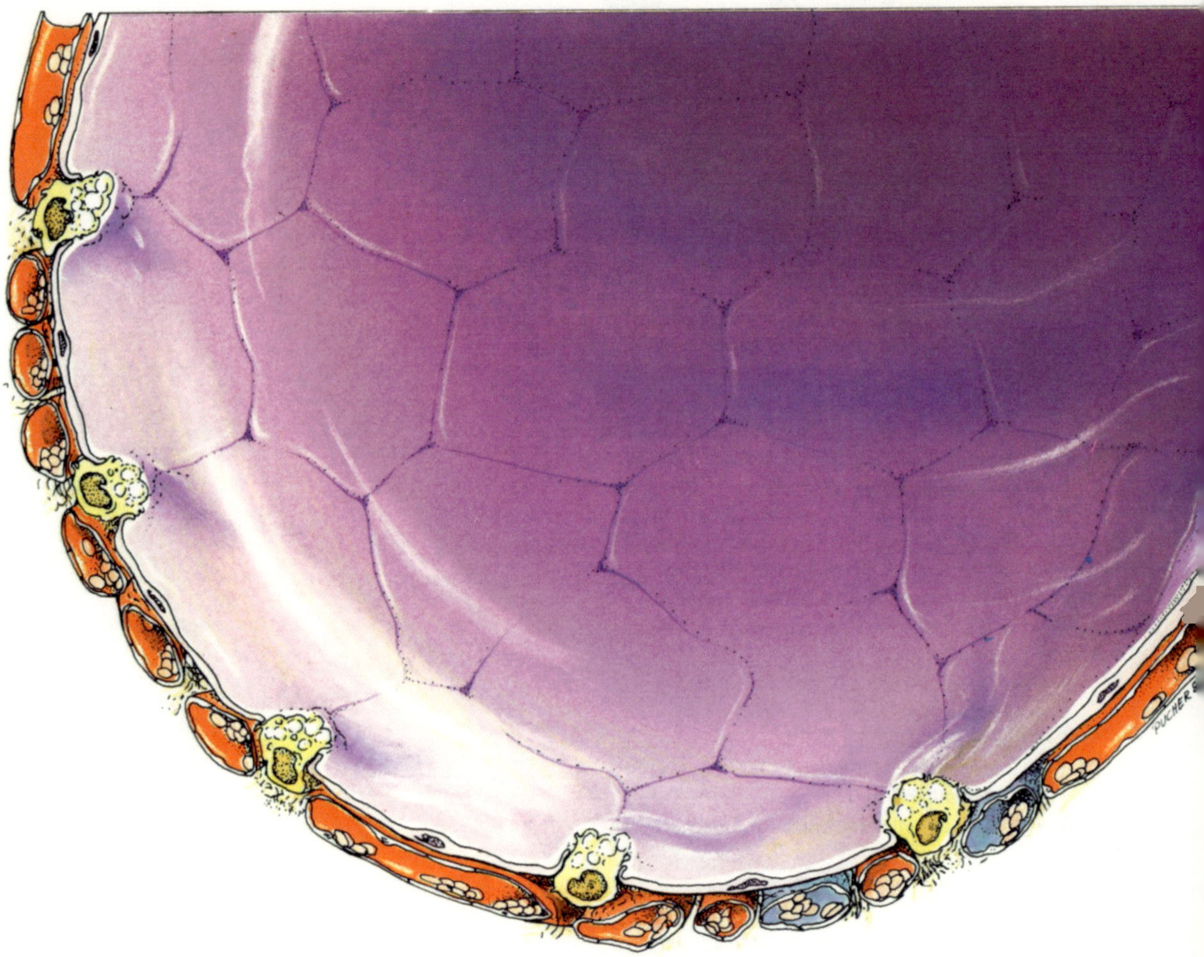
PUCHER

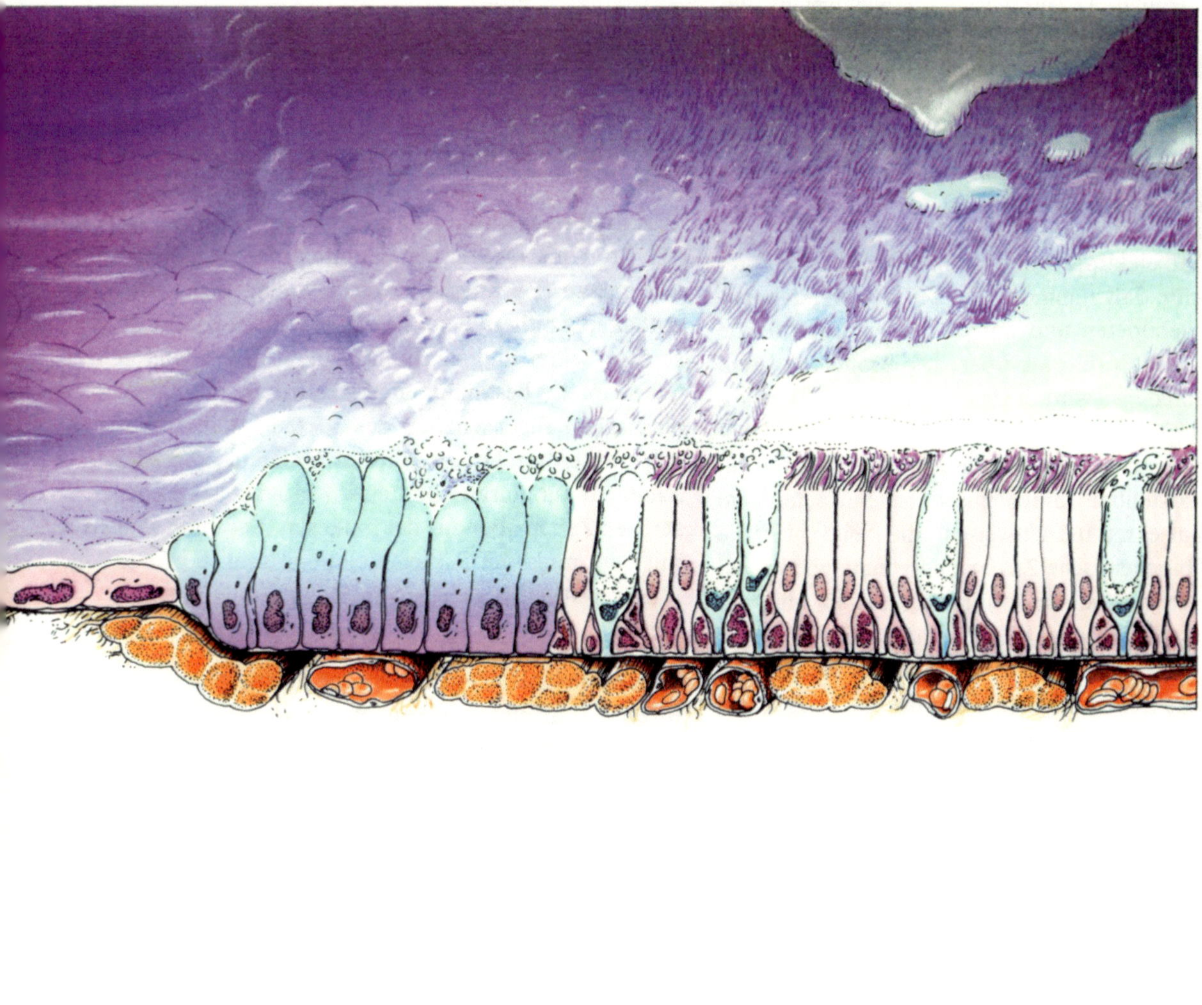

6. Morphologie des Surfactant im Bronchialsystem (Abb. 20–30)

Während die Bedeutung des Surfactant für die Aufrechterhaltung der Alveolarstruktur und die Dehnung der Alveolarwand eingehend untersucht worden ist, gibt es für die Ausscheidung, den Verbleib des Surfactant und seine mögliche funktionelle Bedeutung im Bronchialsystem bisher nur wenig konkrete Angaben. Physiologische, biochemische und klinische Beobachtungen lassen darauf schließen, daß eine Interaktion zwischen Mukus und Surfactant besteht und daß dieser Wechselbeziehung beim Mukustransport im Bronchialsystem eine besondere Bedeutung zukommt (Bauer 1980, Reifenrath 1980, Morgenroth und Bolz 1985).

Licht- und elektronenmikroskopische Befunde sprechen dafür, daß zumindest ein Teil des im Alveolarsystem gebildeten und auf der Alveolaroberfläche gespreiteten Surfactant über das Bronchialsystem ausgeschieden wird. Rasterelektronenmikroskopisch ist eine durchgehende Sekretschicht im Alveolarbereich auf der Oberfläche der Bronchioli terminales darstellbar. Biochemisch ist Surfactant im Bronchialsekret nachzuweisen und zeigt hier die gleiche biochemische Zusammensetzung wie im Alveolarsystem (Warembourg et al. 1968). Es muß angenommen werden, daß der Surfactant für die Stabilisierung der peripheren Bronchusabschnitte eine besondere Bedeutung hat. Ohne die Wirkung dieser oberflächenaktiven Substanz ist mit einem Kollaps der peripheren Bronchusabschnitte zu rechnen (Macklem et al. 1970).

Die Sekretbildung in den peripheren Bronchusabschnitten erfolgt in den Clarazellen. Es entstehen auf der Oberfläche dieser zwischen einzelnen Zilienzellen angeordneten Epithelzellen Sekretkappen, die sich nach Bildung einer feinfilametären zytoplasmatischen Grundstruktur von der Zelloberfläche abheben. Die zunächst runden Komplexe strecken sich über dem Epithel. Die zytoplasmatische Struktur wird wahrscheinlich unter der Wirkung zelleigener lytischer Enzyme aufgelöst und bildet eine über dem Epithel angeordnete Sekretschicht (Morgenroth und Hörstebrock 1979).

In den mittleren und zentralen Bronchusabschnitten wird nur ein geringer Teil des Bronchialsekretes beim Menschen in den Becherzellen des Oberflächenepithels direkt gebildet. Der überwiegende Sekretanteil stammt aus peribronchialen Drüsen, die von der Trachea bis in die kleinen Bronchien in der subepithelialen Bindegewebszone, zwischen der glatten Muskulatur und auch zwischen den Bronchialknorpeln angeordnet sind. Sie sind in den mittleren Bronchusabschnitten besonders zahlreich und nehmen zur Peripherie hin ab. Die einzelnen Azini enthalten Epithelzellen, die entweder muköses oder seröses Sekret bilden. Die Mischung dieser beiden Sekretanteile bestimmt im wesentlichen die viskoelastischen Eigenschaften des Sekretes. Die mukösen und serösen Drüsenzellen gruppieren sich in bestimmten Tubulusabschnitten so, daß das Sekret der serösen Zellen über das der mukösen fließt und sich mit dem mukösen Sekretanteil vermischt, bevor es über den Ausführungsgang in die Bronchiallichtung gelangt.

Das Bronchialsekret ist über der Epitheloberfläche in zwei Schichten angeordnet (Iravani und van As 1974). Ein visköser gelartiger Anteil des Sekretes liegt über einer wässrigen Solphase, die der Epitheloberfläche unmittelbar anliegt. Die Zilien holen in der wässrigen Sekretphase zum Schlag aus und tauchen nur in gestrecktem Zustand mit den Spitzen in die Gelphase des Sekretes ein. Diese Phase besteht elektronenmikroskopisch aus unterschiedlich dicht angeordnetem flockigem Material.

Die Gelphase des Sekretes ist durch eine besondere Klebrigkeit gekennzeichnet, sie gewährleistet, daß mit der Atemluft aufgenommene im Atemstrom sedimentierte partikuläre Bestandteile auf dieser Phase des Sekretes haften bleiben und mit dem Sekretstrom nach außen abtransportiert werden können. Ein Partikeltransport in der Solphase der Sekretschicht findet nicht statt (Iravani und van As 1974). Die klebrigen Eigenschaften der Gelphase sind eine entscheidend wichtige Teilfunktion des Transportmechanismus (Reifenrath 1980). Sie behindern aber andererseits die Transportfähigkeit der zähflüssigen viskösen Gelphase auf der Epitheloberfläche. Für einen kontinuierlichen Transport muß diese Klebrigkeit an der Grenzfläche zwischen den beiden Sekretphasen herabgesetzt werden, damit die Gleitfähigkeit des viskösen Sekretanteils möglich wird.

Abb. 22
Über den Sekretkappen der Clarazellen in einem Bronchiolus angeordnete Sekretschicht (Pfeile). Das in unterschiedlich breiten Plaques angeordnete Sekret in den Bronchioli ist von der Zellmembran der Epithelzellen durch eine unterschiedlich hohe Solphase getrennt.
Rasterelektronenmikroskopische Aufnahme
Vergrößerung: 2600 ×

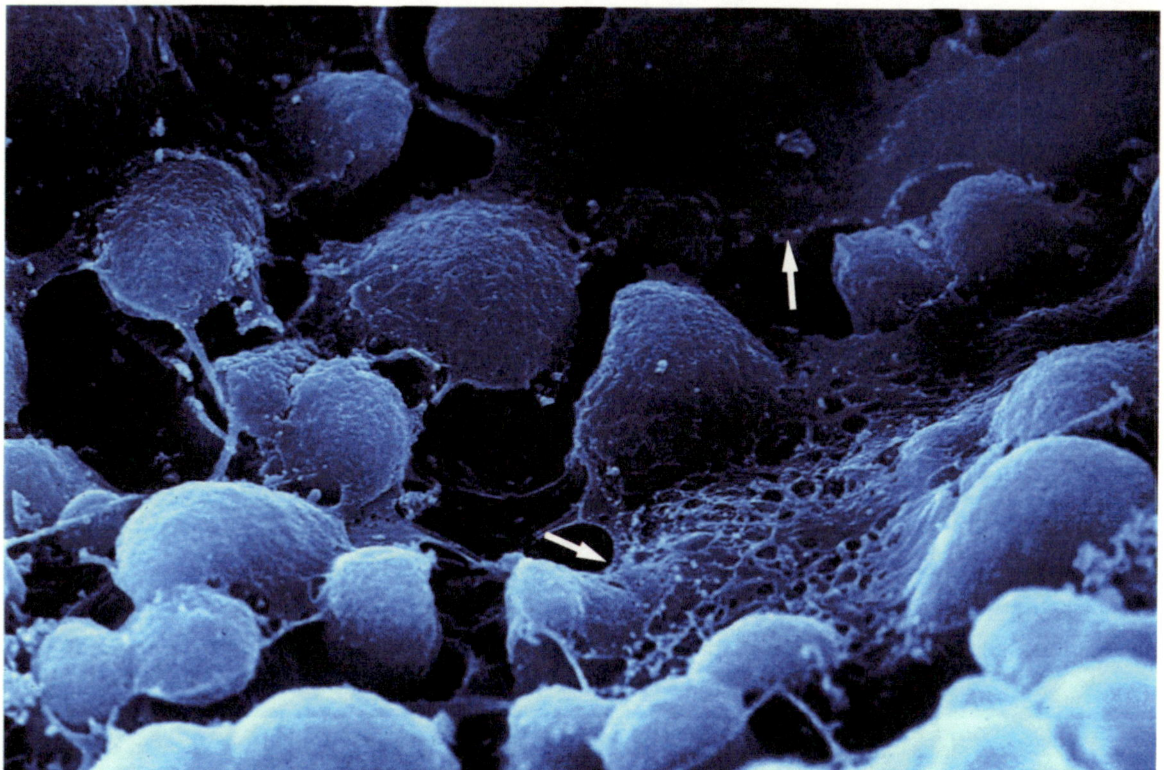

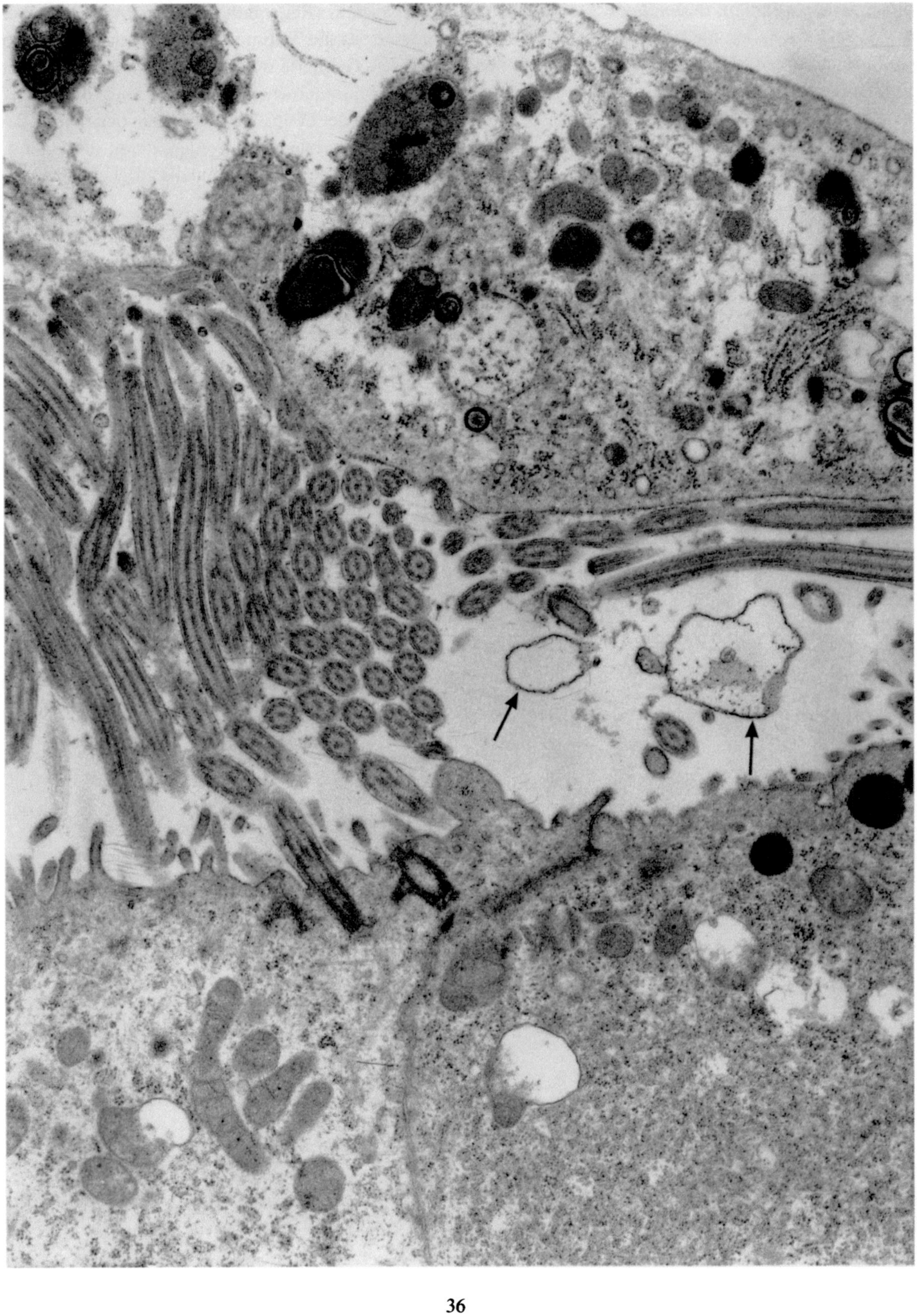

An der Grenzfläche zwischen Sol- und Gelphase des Sekretes, aber auch zwischen den Zilien, vor allem über den Mikrovilli, sind in allen Abschnitten des Bronchialsystems auf der Epitheloberfläche elektronenmikroskopisch membranöse Strukturen nachzuweisen. Sie sind z.T. als gestreckte Einzelmembranen unterschiedlicher Länge oder in Bläschenform angeordnet. Die Dicke von ca. 70 Å und der feinere Aufbau dieser Membranen entspricht der osmiophilen, monomolekularen Surfactantschicht des Alveolarsystems, so daß anzunehmen ist, daß es sich bei diesen membranösen Strukturen um in die Bronchiallichtung ausgeschiedenes Surfactantmaterial handelt, das in der Solphase der Sekretschichten eine schaumartige Struktur bildet. Die physikochemischen Eigenschaften der oberflächenaktiven Substanzen lassen darauf schließen, daß ihnen in dieser Anordnung neben dem Antiklebeeffekt eine Funktion bei der Stabilisierung des Wassergehaltes der Solphase der Mukusschichten zukommt.

◁ Abb. 23
Anordnung der Sekretschichten im Bronchiolus. Über dem Epithel ist eine flüssigkeitsreiche Solphase angeordnet, in der bläschenförmige Strukturen des Surfactant (Pfeile) nachweisbar sind. Darüber liegen Sekretanteile, die durch apokrine Sekretion der Clarazellen in die Lichtung abgegeben werden. In den Sekretkappen zerfallende zytoplasmatische Strukturen.
Transmissionselektronenmikroskopische Aufnahme
Vergrößerung: 8500 ×

Abb. 24
Anordnung des Surfactant über dem Bronchiolusepithel. Auf der linken Bildhälfte ein Sekretplaque. An der Grenze dieses Sekretplaques ist unmittelbar über dem Epithel schaumartig angeordnetes Surfactantmaterial sichtbar (Pfeil). Daneben Zilien des Bronchiolusepithels und einzelne Sekretkappen der Clarazellen.
Rasterelektronenmikroskopische Aufnahme
Vergrößerung: 6040 ×

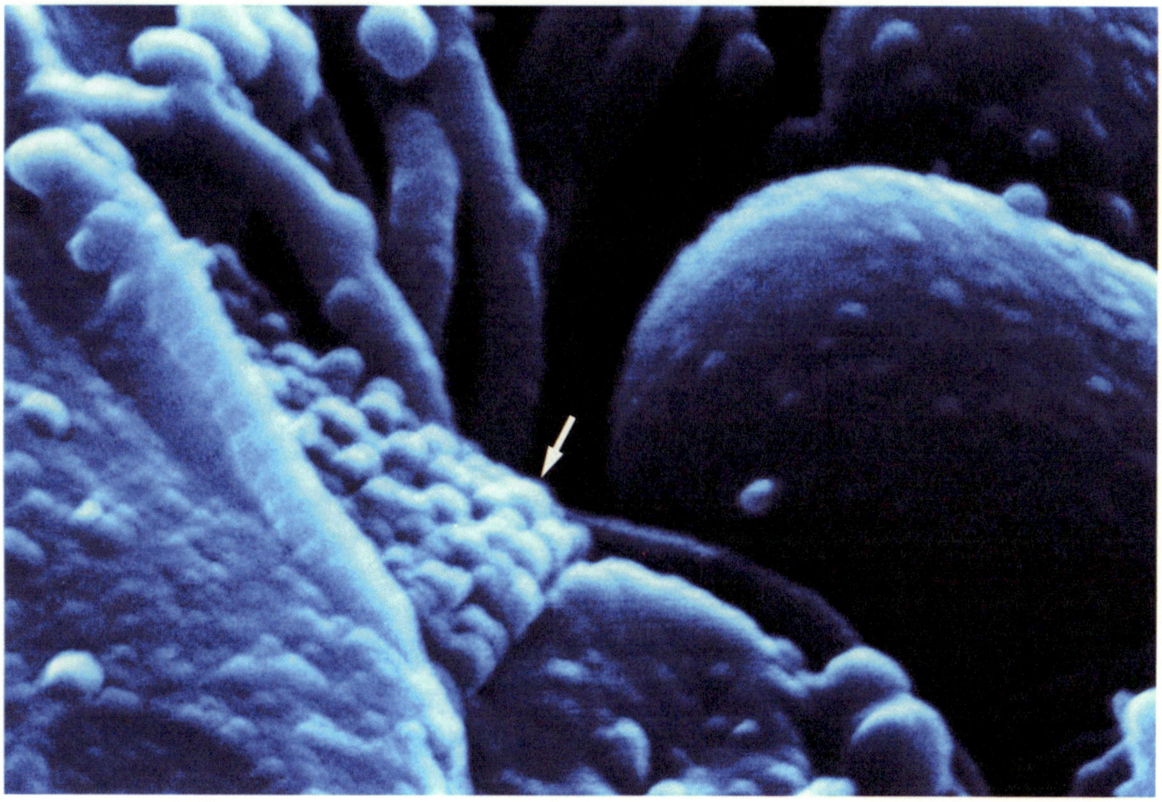

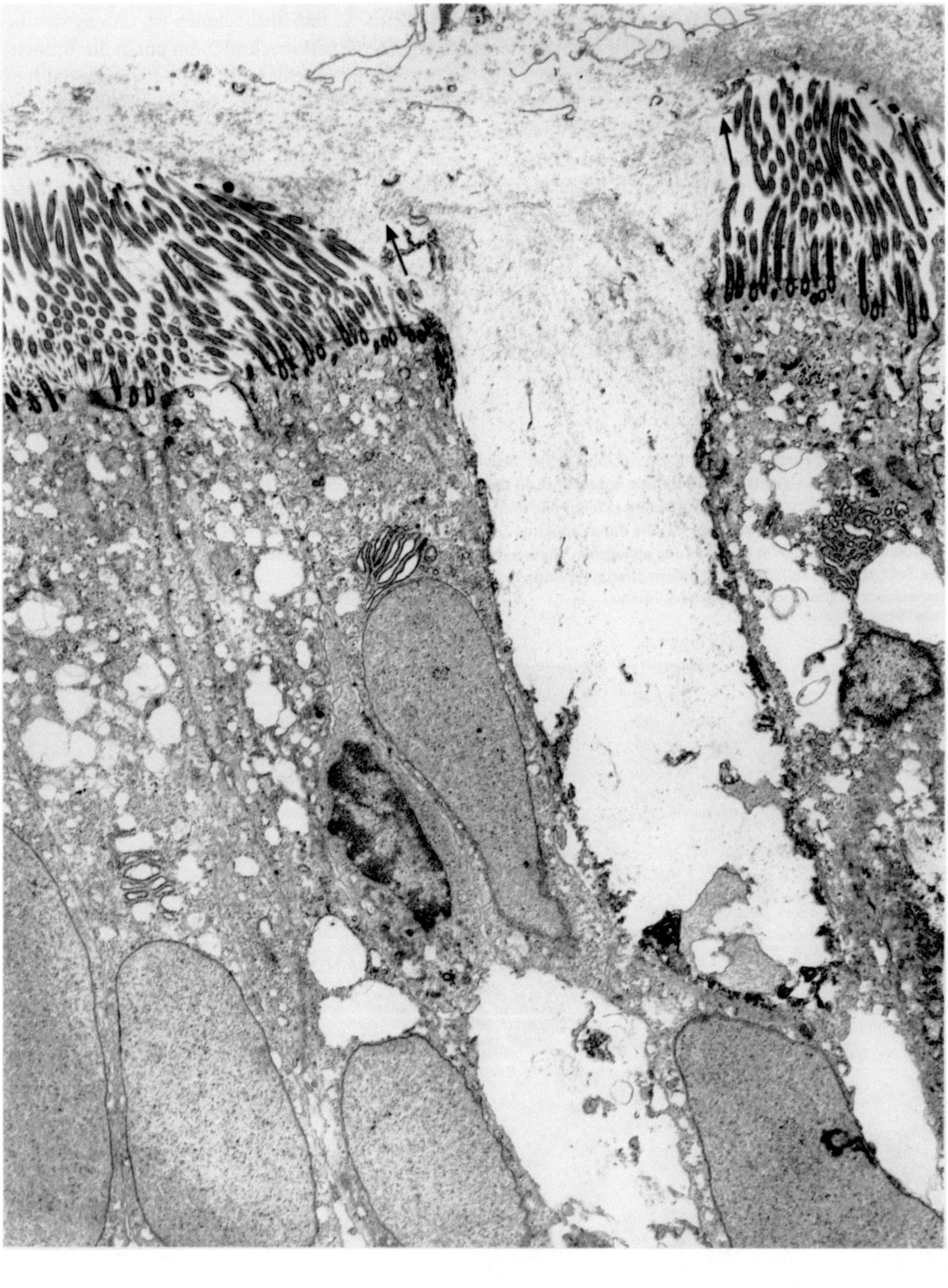

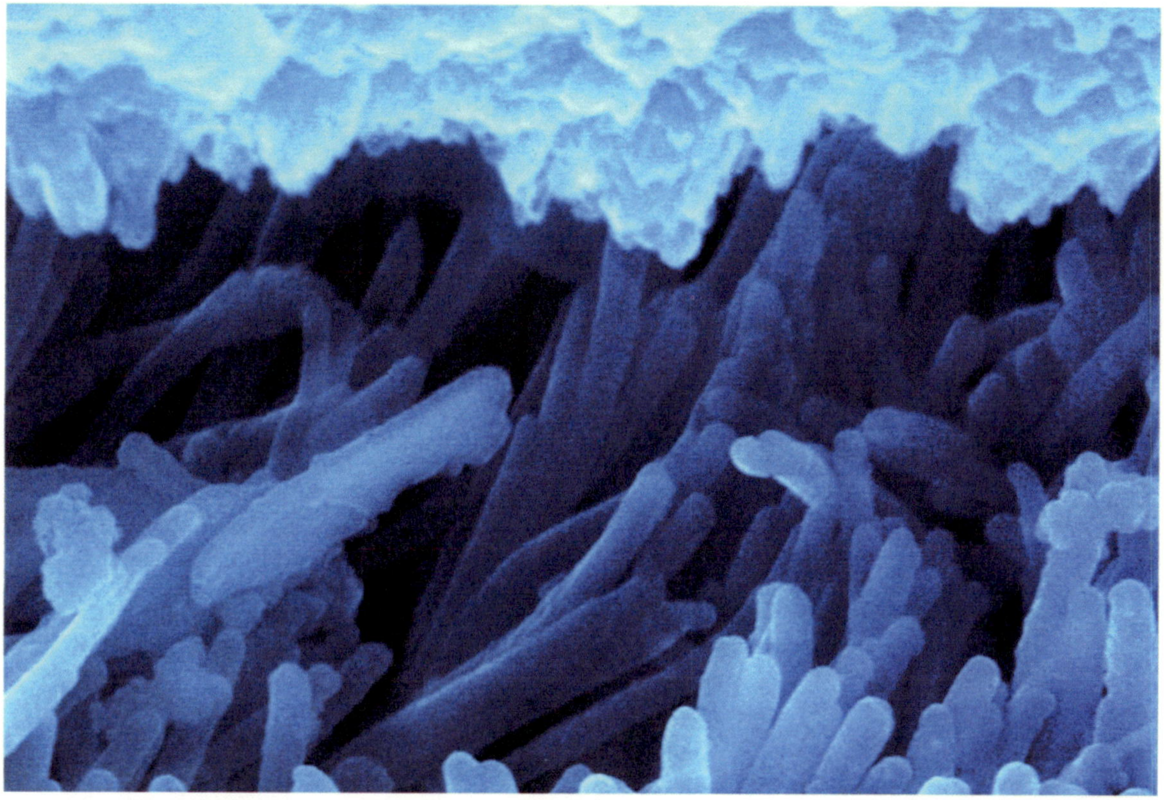

Abb. 26
Anordnung der Mukusschichten über dem Bronchialepithel. Die Zilien sind von einer dünnflüssigen Solphase umgeben. Am oberen Bildrand getroffen die über der Solphase angeordnete visköse Gelphase der Mukusschichten.
Rasterelektronenmikroskopische Aufnahme
Vergrößerung: 12000 ×

◁ Abb. 25
Anordnung der Mukusschichten über dem Bronchialepithel in den mittleren und zentralen Bronchusabschnitten. Dem Epithel unmittelbar anliegend, in der Umgebung der Zilien die Solphase der Mukusschichten. Darüber die aus feinfilamentärer Grundstruktur bestehende Gelphase des Mukus. Zur rechten Bildhälfte eine in Entleerung stehende Becherzelle mit Anschluß der entleerten Sekretanteile an die oberflächlich angeordnete Gelphase des Mukus (Pfeile). Neben der Becherzelle schlanke Zilienzellen mit typischem Zilienbesatz.
Transmissionselektronenmikroskopische Aufnahme
Vergrößerung: 3500 ×

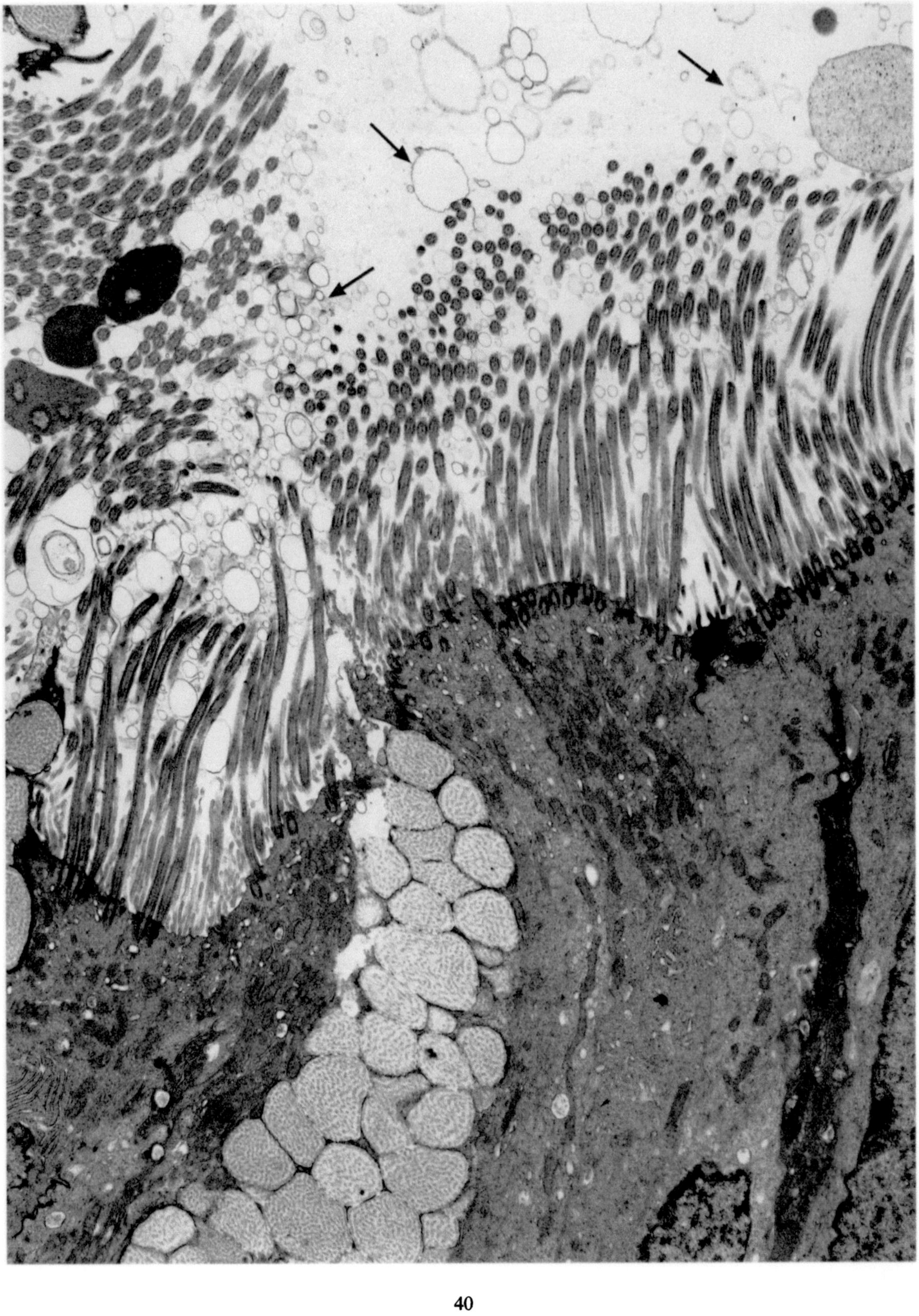

Der Surfactant-Monolayer liegt als Teppich auf der Solphase und unter der Gelphase. Er trennt die beiden unterschiedlichen Systeme des Bronchialsekretes. Die Solphase umgibt die Zilien vollständig von der Zilienoberfläche bis zur apikalen Spitze. Die Solphase ist genügend flüssig, um die Zilien in ihr schlagen zu lassen. Die Effektivität des Zilienschlages ist wesentlich von der Beschaffenheit der Solphase mit ihrem zugehörigen Surfactant abhängig. Um einen geordneten Zilienschlag zu gewährleisten, muß ein bestimmtes Verhältnis von Zilienlänge, Solphasendicke und Surfactant eingehalten werden. Ist die periziliäre Flüssigkeit vermehrt, steigt auch der Surfactantteppich mit der darüber liegenden Gelphase an. Die Zilien schlagen praktisch leer, der Mukustransport ist entkoppelt.

Andererseits kann beim Fehlen der Solphase der visköse Sekretanteil der Gelphase bis auf die Oberfläche des Epithels absinken. Das visköse Material umscheidet die Zilien, so daß ein geordneter Zilienschlag nicht mehr möglich ist.

In solchen Regionen fehlen dann die sonst regelmäßig nachgewiesenen Phospholipidmembranen über den Mikrovilli und zwischen den Zilien.

◁ Abb. 27
Anordnung des Surfactant in den Mukusschichten über dem Bronchialepithel. Das aus der Alveolarlichtung in das Bronchiallumen verschobene Surfactantmaterial wandelt sich z. T. in eine schaumartige, im Anschnitt eine bläschenförmige Struktur um (Pfeile). Die einzelnen von Phospholipidmembranen abgegrenzten Surfactantanteile sind vor allem zwischen den Zilien, über den Mikrovilli des Bronchialepithels angeordnet.
Transmissionselektronenmikroskopische Aufnahme
Vergrößerung: 4200 ×

Abb. 28
Anordnung der schaumartigen Surfactantstruktur zwischen den Zilien des Bronchialepithels. Die einzelnen Bläschen werden von kontrastreichen Phospholipidmembranen (Pfeil) abgegrenzt.
Transmissionselektronenmikroskopische Aufnahme
Vergrößerung: 36000 ×

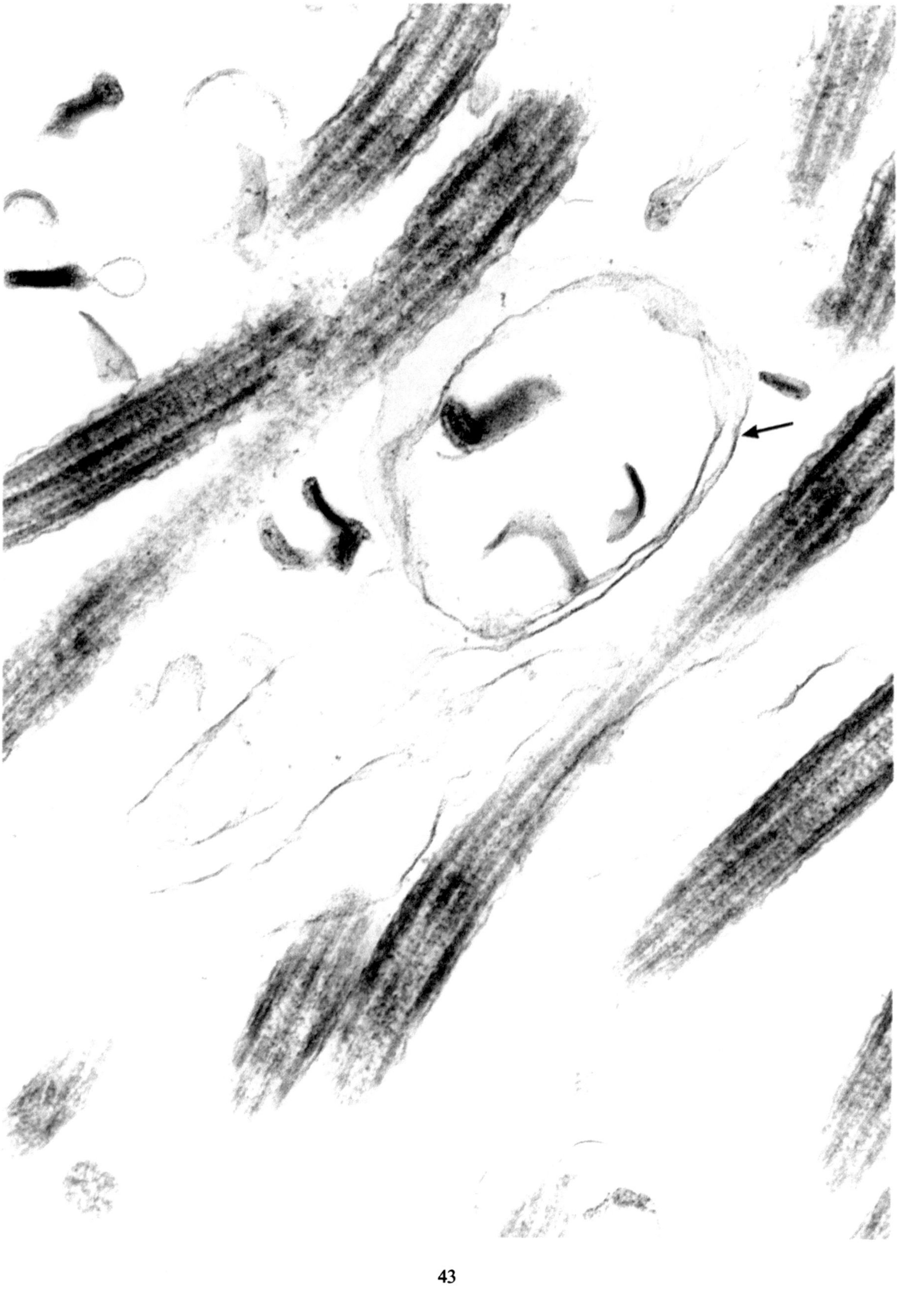

Abb. 29
Anordnung des Surfactant an der Grenzzone zwischen Sol- und Gelphase der Mukusschichten in den zentralen Bronchusabschnitten. Die Phospholipide sind in dieser Zone überwiegend in gestreckten, z. T. geschichteten Membranstrukturen angeordnet (Pfeile). Die Zilien erreichen in gestrecktem Zustand nur mit den Spitzen die Basis der Gelphase der Mukusschichten. Die Klebrigkeit der viskösen Sekretphase wird durch die in Schichten angeordneten Surfactantanteile herabgesetzt.
Transmissionselektronenmikroskopische Aufnahme
Vergrößerung: 28000 ×

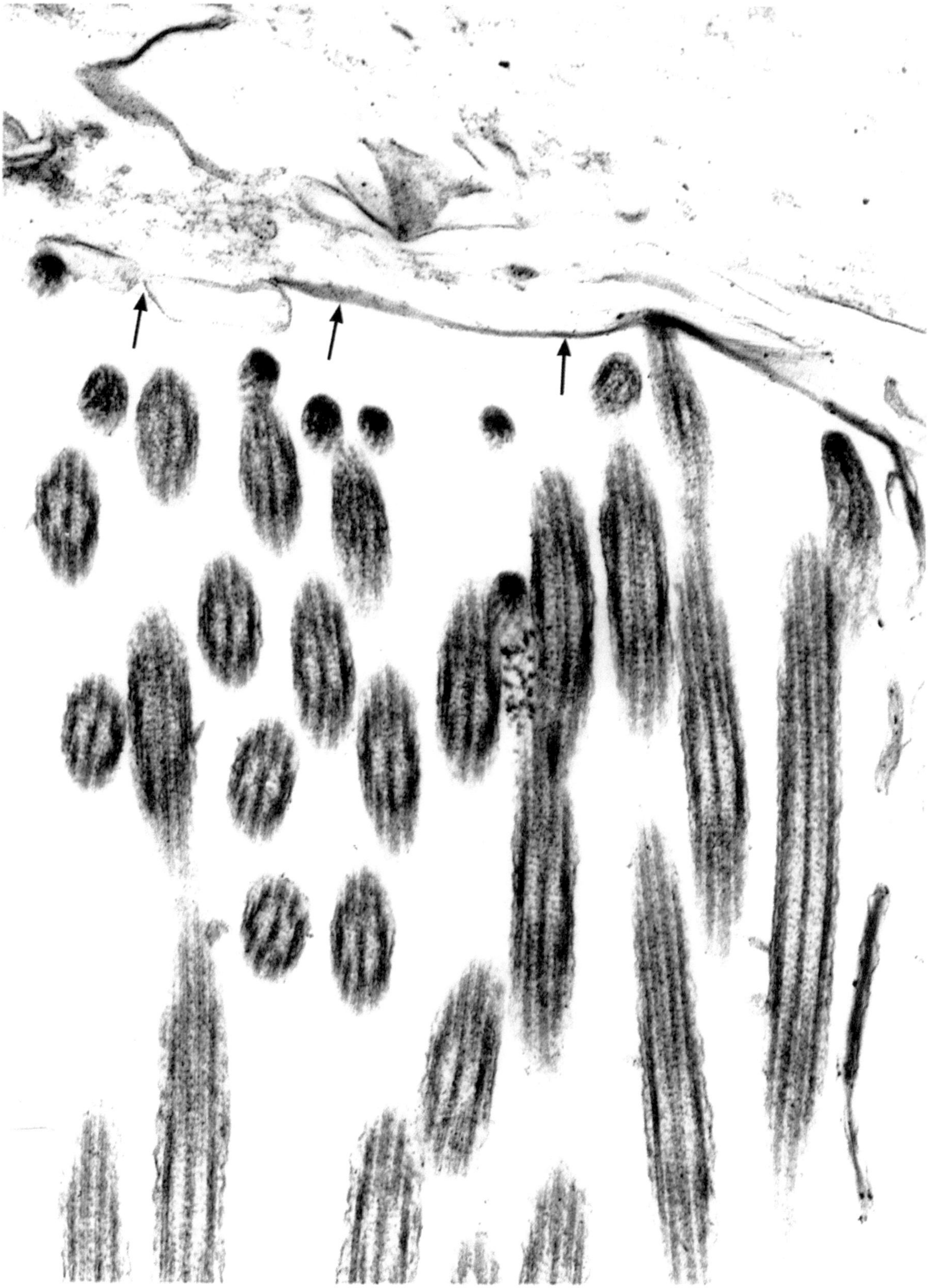

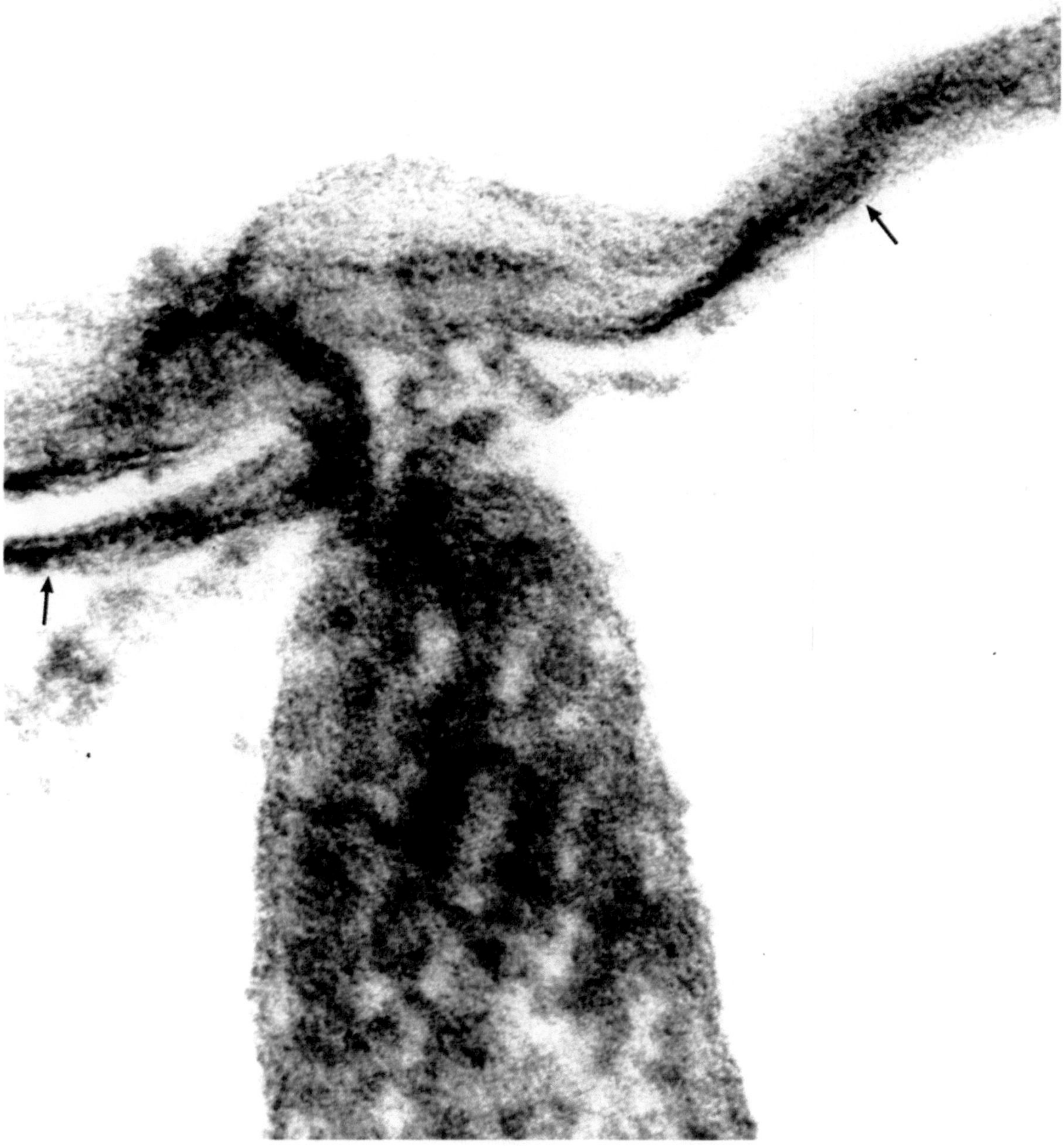

7. Störungen des Surfactantsystems

7.1. Surfactantsystem und Rauchen (Abb. 31, 32)

Experimentelle Untersuchungen und Beobachtungen an Lavage-Material haben gezeigt, daß das Surfactantsystem durch die Bestandteile des Tabakrauches beeinflußt wird.

Bei Rauchern ist eine Reduktion der gesamten Menge des Surfactant zu ermitteln (Curti 1981, Finely 1983). Es wird angenommen, daß bei der Phagozytose der mit dem Tabakrauch inhalierten partikulären Anteile ein hoher Anteil des alveolären Surfactant gebunden wird. Die einzelnen frei in der Alveole liegenden Partikel werden wahrscheinlich zunächst wie bei den Pneumokoniosen in Surfactant eingehüllt. Der Surfactantanteil wird mit den Partikeln in das Zytoplasma der Makrophagen bei der Phagozytose inkorporiert, hier z. T. abgebaut und in den Alveolarmakrophagen über den Sekretstrom des Bronchialsystems nach außen abgegeben. Surfactantanteil ist in den Phagolysosomen in der Alveolarmakrophagen im Lavagematerial von Rauchern regelmäßig nachweisbar. Aus diesen Ergebnissen ist abzuleiten, daß die einzelnen differenzierten Schutzfunktionen des Surfactant durch das Rauchen nachhaltig geschädigt sind und eine ständige Aktivierung der Surfactantneosynthese in den Pneumozyten II stattfinden muß.

◁ Abb. 30
Struktur der Surfactantmembranen an der Grenzzone zwischen Sol- und Gelphase der Mukusschichten. Die ca. 70 Å dicken Phospholipidmembranen zeigen eine kontrastreiche und dichte, granuläre Grundstruktur. Darüber eine etwas hellere, feinflockige Struktur (Pfeile). Die Spitze eines Ziliums erreicht die Phospholipidmembran im Zentrum des Bildes.
Transmissionselektronenmikroskopische Aufnahme
Vergrößerung: 425 000 ×

Abb. 31
Ausschnitt aus einem Makrophagen im Lavagematerial eines Rauchers. Auf der Oberfläche des Makrophagen ein plumpes Muster von Mikrovilli und Mikroplicae. Im Zytoplasma neben endoplasmatischem Retikulum und kleinen Mitochondrien in dichter Anordnung Phagolysosomen mit verdichteten granulären Anteilen, die Bestandteile des Tabakrauches enthalten.
Transmissionselektronenmikroskopische Aufnahme
Vergrößerung: 27 500 ×

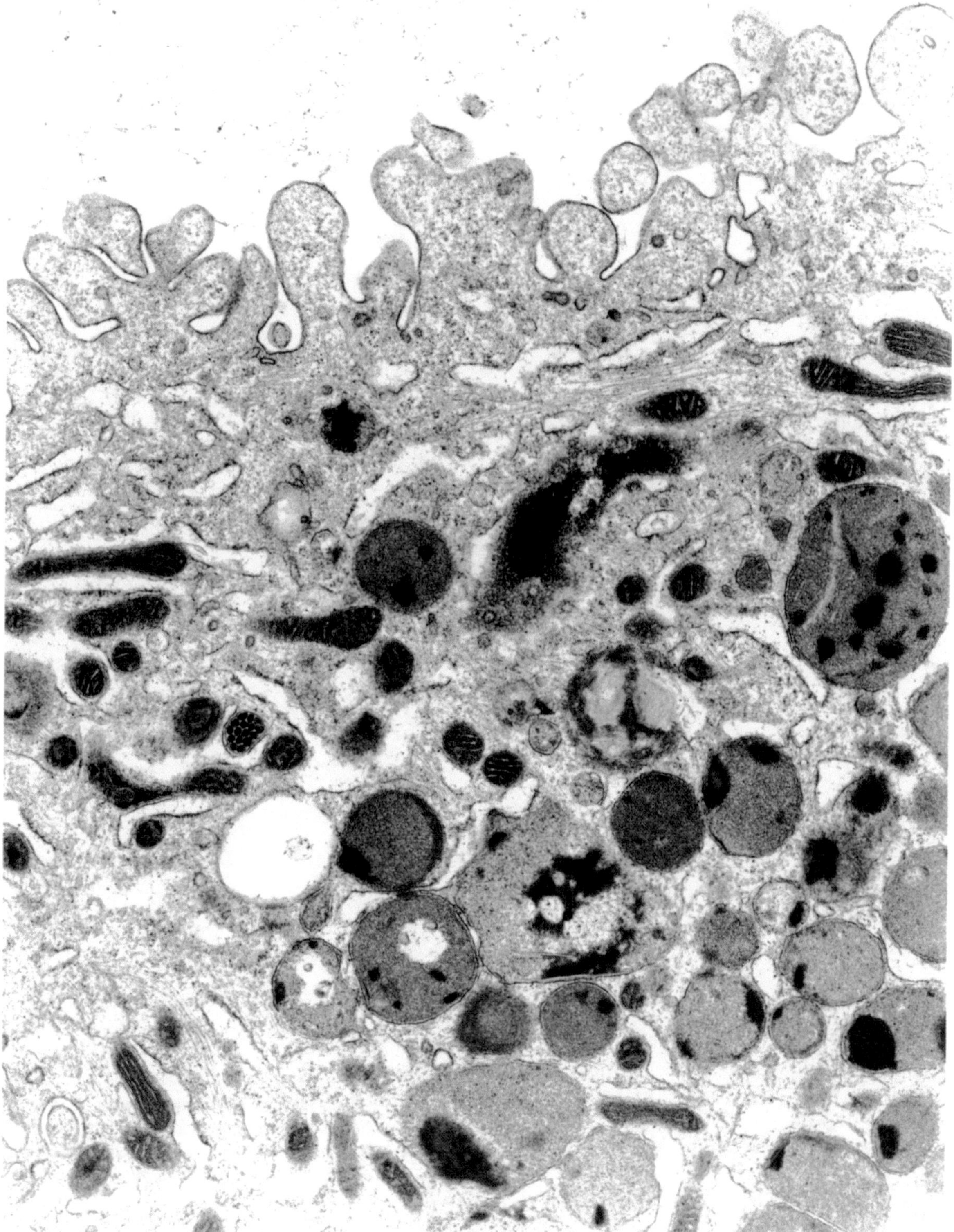

Abb. 32

Phagolysosomen in einem Rauchermakrophagen aus dem Lavagematerial. In den Phagolysosomen bei höherer Vergrößerung erkennbar lamellär geschichtetes Surfactantmaterial neben Komplexen granulärer Bestandteile, die aus dem Tabakrauch stammen (Pfeil).
Transmissionselektronenmikroskopische Aufnahme
Vergrößerung: 87 000 ×

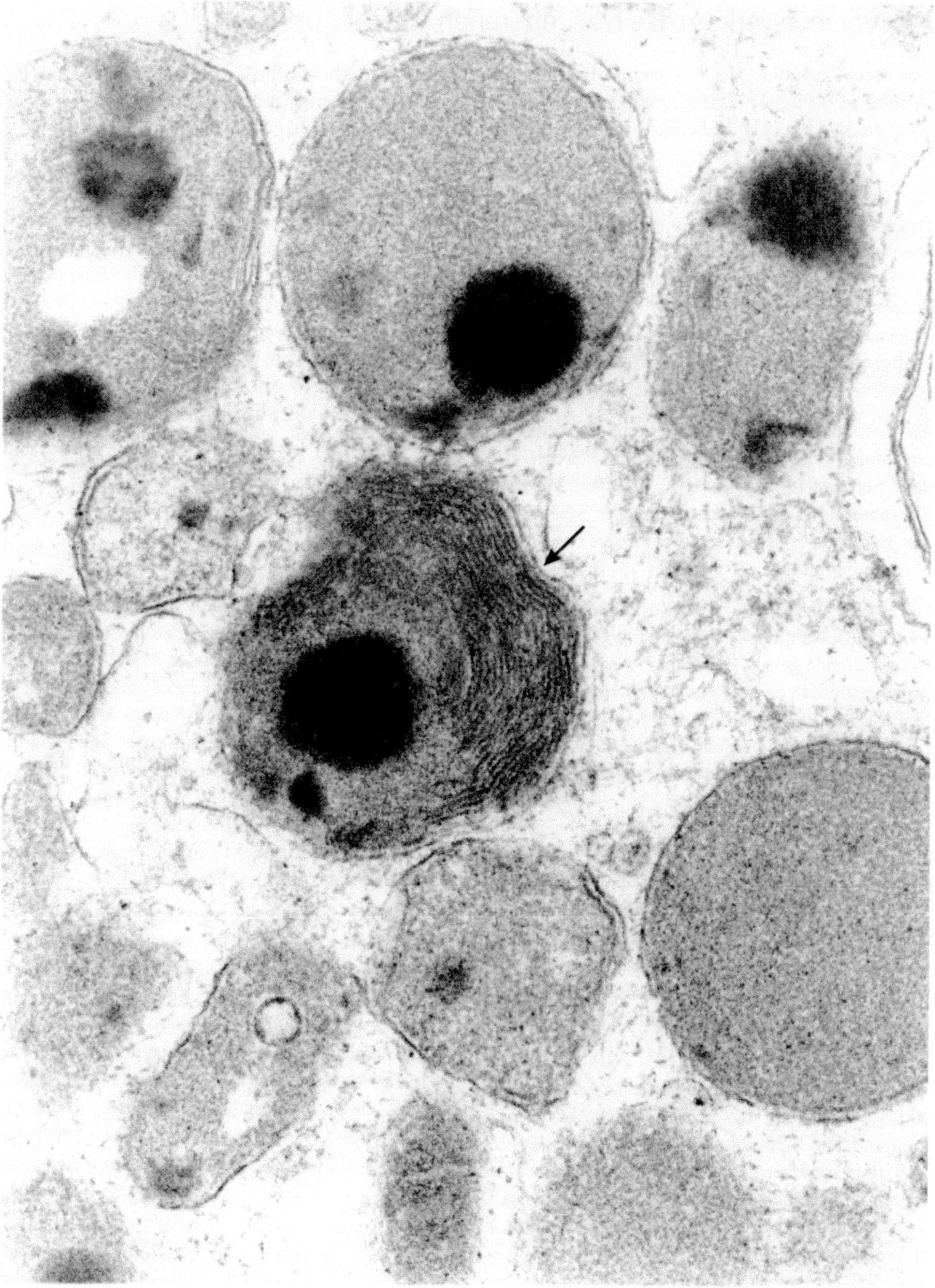

7.2. Atemnotsyndrom des Neugeborenen (IRDS) (Abb. 33–42)

Das Atemnotsyndrom des Neugeborenen entwickelt sich vor allem in der Perinatalperiode von Frühgeborenen. Es ist bei Frühgeborenen die häufigste Todesursache.

Die Erkrankung ist klinisch durch eine schwere Dyspnoe mit stark erhöhter Atemfrequenz mit bis über 100 Atemzügen pro Minute, durch inspiratorische Einziehungen des Thorax und stöhnende oder knurrende Exspiration gegen die eng gestellte Glottis gekennzeichnet. Es entwickelt sich durch die ungenügende Arterialisierung des Blutes in der mangelhaft ventilierten Lunge eine Zyanose.

Aus Ergebnissen experimenteller und klinischer Beobachtung kann der Schluß gezogen werden, daß der perinatale Defekt an oberflächenaktiven Phospholipiden der Lunge die zentrale Stellung bei der Pathogenese des Atemnotsyndroms des Neugeborenen einnimmt.

Die erste Dokumentation des Zusammenhangs zwischen Surfactantdefekt und Atemnotsyndrom des Neugeborenen gelang Avery und Mead (1959). Diese Untersuchungen konnten inzwischen durch eine Vielzahl von Befunden belegt und erweitert werden. Es konnte gezeigt werden, daß die unzureichende Entfaltung des Alveolarsystems nach der Geburt mit einem verminderten Gehalt an Phospholipiden einhergeht und daß bei den betreffenden Neugeborenen vor allem der Gehalt an Dipalmitoylphosphatidylcholin in der Lunge vermindert ist. Es scheint eine kritische Menge an Gesamtlipiden in der Lunge zu bestehen. Wenn der Phospholipidgehalt in der Lunge geringer als 80 mg/g Trockengewicht der Lunge beträgt, ist eine Lungenentfaltung nach der Geburt nicht möglich, es entsteht das Atemnotsyndrom (Robertson 1984).

Die Menge und die Zusammensetzung des Surfactant ist abhängig vom Reifungsgrad der Lunge. Während der Embryonalperiode wird ständig das im Alveolarepithel gebildete Surfactantmaterial in die Amnionflüssigkeit abgegeben und ist hier nachweisbar. Dabei ist der Gehalt an Dipalmitoylphosphatidylcholin und an Phosphatidylglyzerol als Reifezeichen bei der Lungenentwicklung zu werten. Der in der Amnionflüssigkeit nachweisbare Gehalt an diesen Phospholipiden korreliert mit dem Schweregrad der klinischen Symptome des zu erwartenden Atemnotsyndroms.

Die Lungen von Kindern, die an einem Atemnotsyndrom verstorben sind, zeigen ein Spektrum histopathologischer Veränderungen, das vom Grad der Lungenreifung und von der Dauer der Erkrankung abhängig ist. Die Entfaltung des Alveolarsystems ist unterschiedlich stark ausgeprägt. Es finden sich Abschnitte mit Alveolen, in denen keine Lichtung ausgebildet ist. Die peripheren Abschnitte des luftleitenden Systems, die Bronchiolen und Alveolargänge sind dabei überdehnt und ausgeweitet. Die geweblichen Veränderungen entstehen zuerst in den terminalen und respiratorischen Bronchiolen. Wenn das Neugeborene spontan oder mit assistierter Beatmung geatmet hat, entwickelt sich nach wenigen Atemzügen eine Überdehnung der Bronchiolen mit Epithelnekrosen und Epithelabschilferung. Bei Fortdauer der Erkrankung werden in den Alveolargängen und in den Bronchiolen hyaline Membranen nachweisbar. Es handelt sich dabei um eosinophiles, membranartig angeordnetes Material, das die entsprechenden Bronchiolusabschnitte tapetenartig auskleidet. Es zeigt eine homogene und z. T. flockige Grundstruktur. Die hyalinen Membranen bestehen überwiegend aus Zelldetritus der Epithelnekrosen vermischt mit Fibrin und aggregiertem, lamellär angeordnetem Surfactantmaterial.

Die Bildung der hyalinen Membranen ist als unspezifische Form der Gewebsschädigung beim Atemnotsyndrom des Neugeborenen aufzufassen, die eine Folge der mangelnden Lungenentfaltung und nicht ihre Ursache darstellt. Die hyalinen Membranen können außer beim Atemnotsyndrom auch bei anderen Erkrankungen auftreten, die z. B. durch Virusinfektionen, bakterielle Infektionen, rheumatische Prozesse, Urämie, Sauerstoffschaden oder durch die Inhalation toxischer Substanzen ausgelöst werden.

Als Komplikation des neonatalen Atemnotsyndroms kann sich der Symptomkomplex der bronchopulmonalen Dysplasie entwickeln, der nach län-

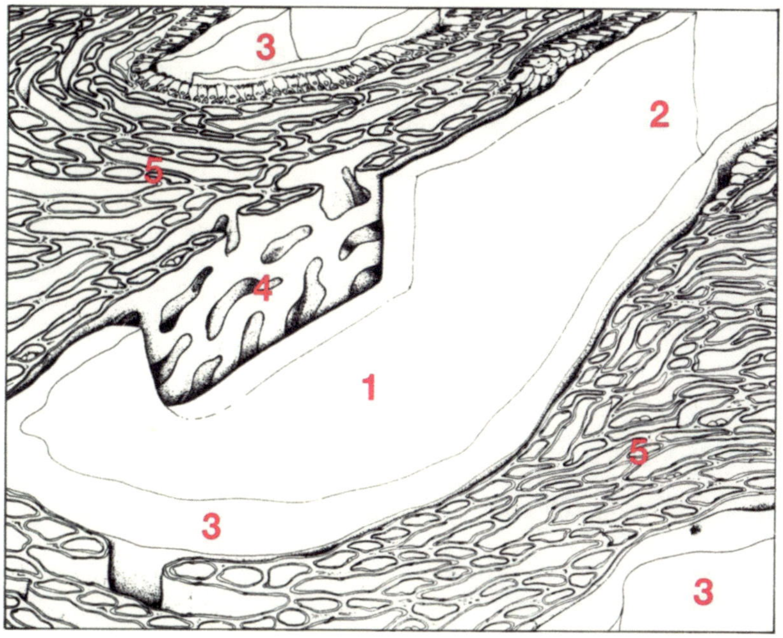

Abb. 33
Störung des Surfactantsystems. Atemnotsyndrom des Neugeborenen. Dreidimensionale Reproduktion.
Durch die nicht ausreichende Oberflächenaktivität des Surfactantmaterials kann bei Neugeborenen, vor allem bei unreifen Frühgeborenen die Entfaltung des Alveolarsystems der Lunge ausbleiben. Die Bronchioli und die Alveolargänge werden ausgeweitet. In den Alveolargängen und Bronchioli können sich hyaline Membranen aus Zelldetritus und aggregiertem Surfactantmaterial bilden. Die hyalinen Membranen kleiden die Bronchioli und die Alveolargänge tapetenartig aus.
1 = Lichtung eines Alveolarganges
2 = Lichtung eines Bronchiolus terminales mit herdförmiger Nekrose des Bronchiolusepithels
3 = Angeschnittene hyaline Membran
4 = Nicht eröffnete Alveolareingänge
5 = Nicht eröffnete Alveolen

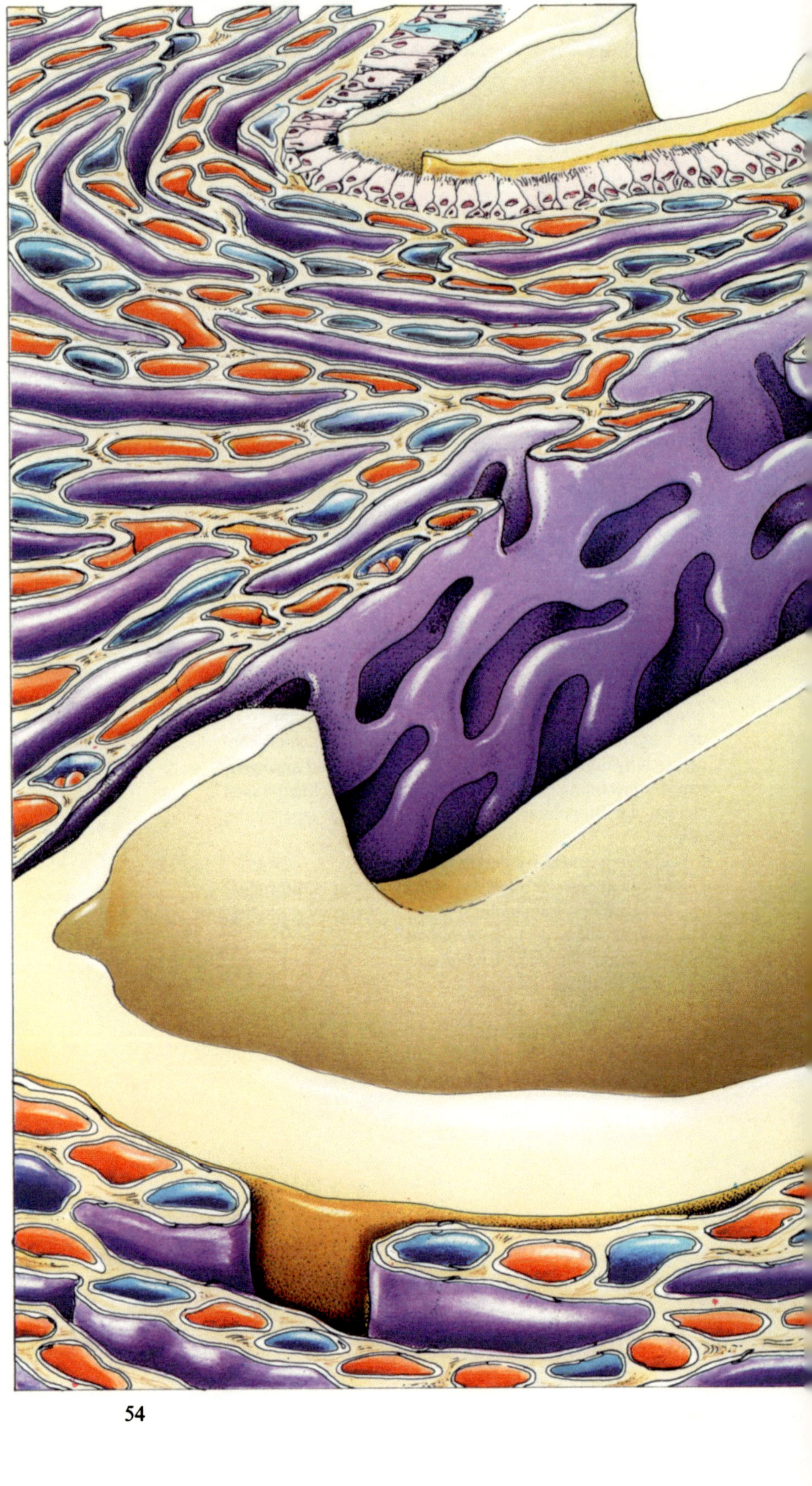

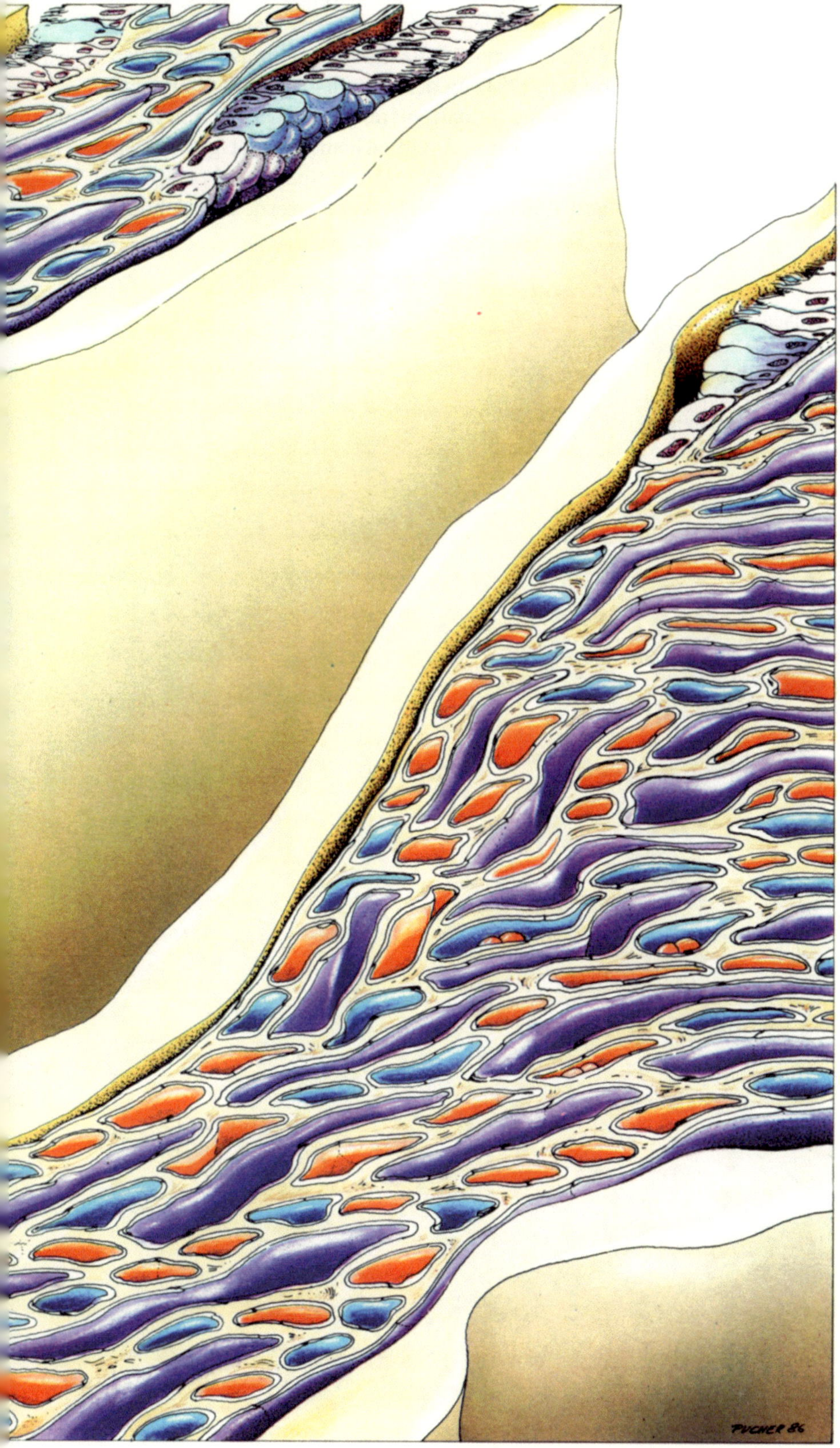
PUCHER 86

ger dauernder künstlicher Beatmung auftritt. Es entwickelt sich eine Bronchiolitis mit fortschreitender peribronchiolärer Fibrose. Es entstehen in den mittleren und peripheren Bronchusabschnitten Plattenepithelmetaplasien des Bronchialepithels. Die Veränderung ist außerdem durch eine mehr oder minder ausgeprägte, unregelmäßig verteilte interstitielle Fibrose gekennzeichnet, die von einem wabigen Umbau der Alveolarstruktur begleitet ist. Die Veränderungen können bereits nach 55 Stunden nach maschineller Beatmung nachweisbar sein (Robertson 1984). In der Frühphase besteht ein interstitielles und intraalveoläres Ödem. Die Ductuli alveolares sind mit eiweißreichem Exsudat gefüllt. Das interstitielle und alveoläre Exsudat wird organisiert und durch fibröses Gewebe ersetzt. Dabei bilden

Abb. 34
Atemnotsyndrom des Neugeborenen, Frühphase. In den erweiterten Bronchioli terminales und Alveolargängen treten Nekrosen des Epithels auf. Das Bronchiolusepithel ist z.T. von der Basallamelle der Bronchioluswand abgehoben (Pfeile). Daneben gleichmäßig atelektatische Anteile der Alveolarstruktur.
Lichtmikroskopische Aufnahme
Färbung: Hämatoxylin-Eosin
Vergrößerung: 120 ×

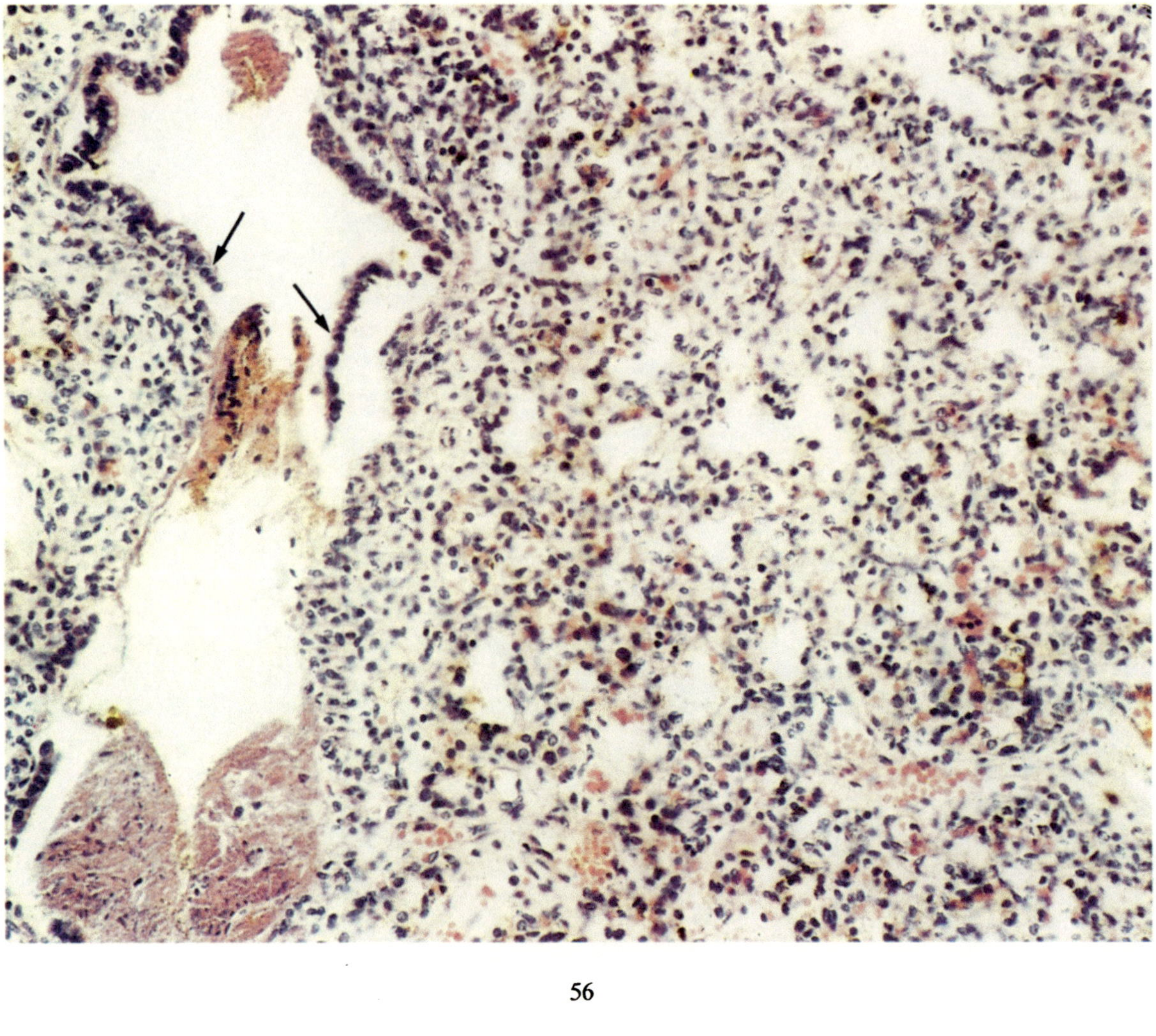

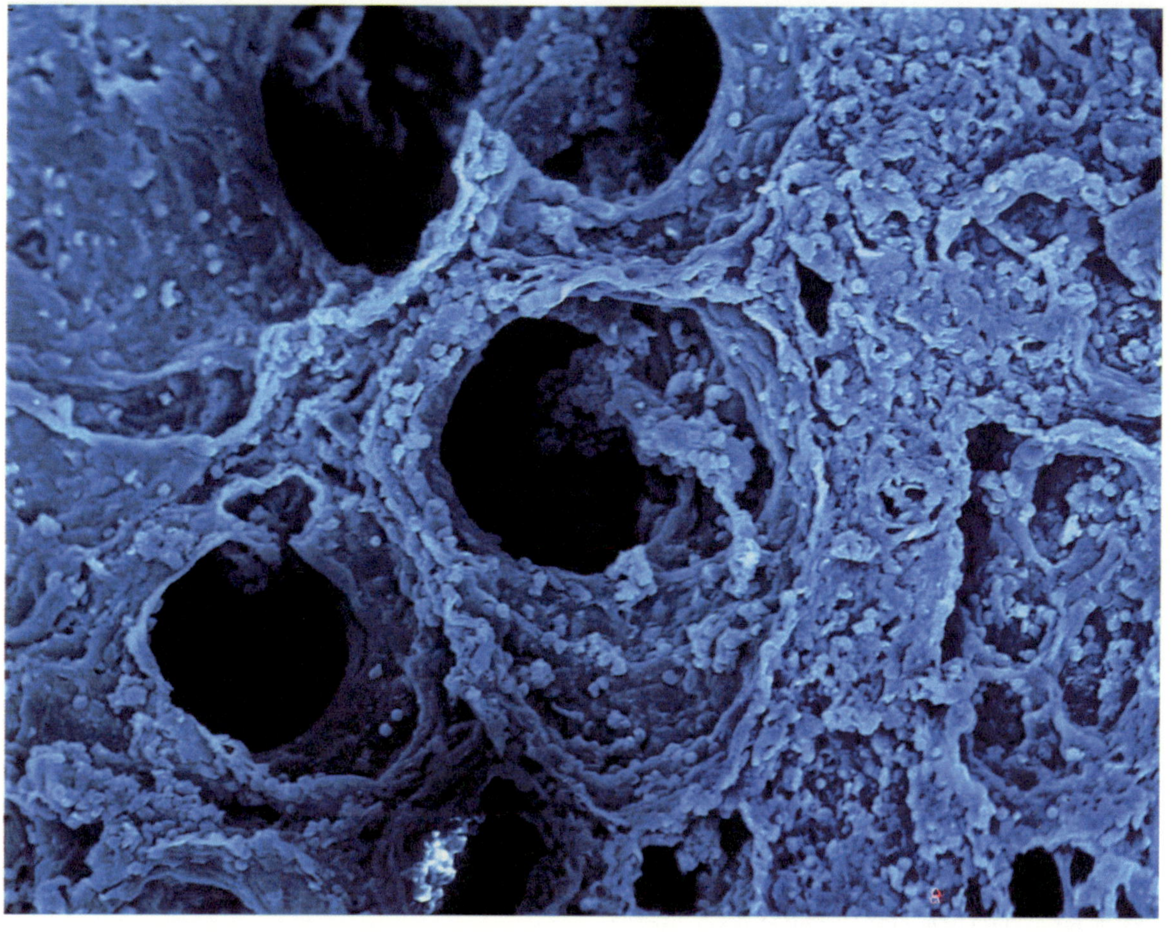

Abb. 35
Atemnotsyndrom des Neugeborenen. Unterschiedlich stark eröffnete Alveolen im Anschnitt. Zwischen den einzelnen Alveolen breite Alveolarsepten.
Rasterelektronenmikroskopische Aufnahme
Vergrößerung: 190 ×

sich in den Gefäßen herdförmig zellreiche Intimafibrosen mit Thrombosen aus. Bei Kindern, die einen Monat oder länger überleben, kann eine pulmonale Hypertonie auftreten.

Die grundlegende Erkenntnis, daß der Surfactantdefekt eine zentrale Stellung bei der Pathogenese des Atemnotsyndroms einnimmt, daß der Schweregrad des Defektes vom Reifungsgrad des Lungengewebes abhängig ist und die Möglichkeiten der pränatalen Diagnostik dieses Defektes haben in den letzten Jahren zur erfolgversprechenden Therapieansätzen geführt. Sie beruhen einerseits auf einer bereits intrauterin wirksamen, medikamentösen Stimulation der Surfactantproduktion im Alveolarepithel und zum anderen auf einer Surfactantsubstitution in der perinatalen Phase.

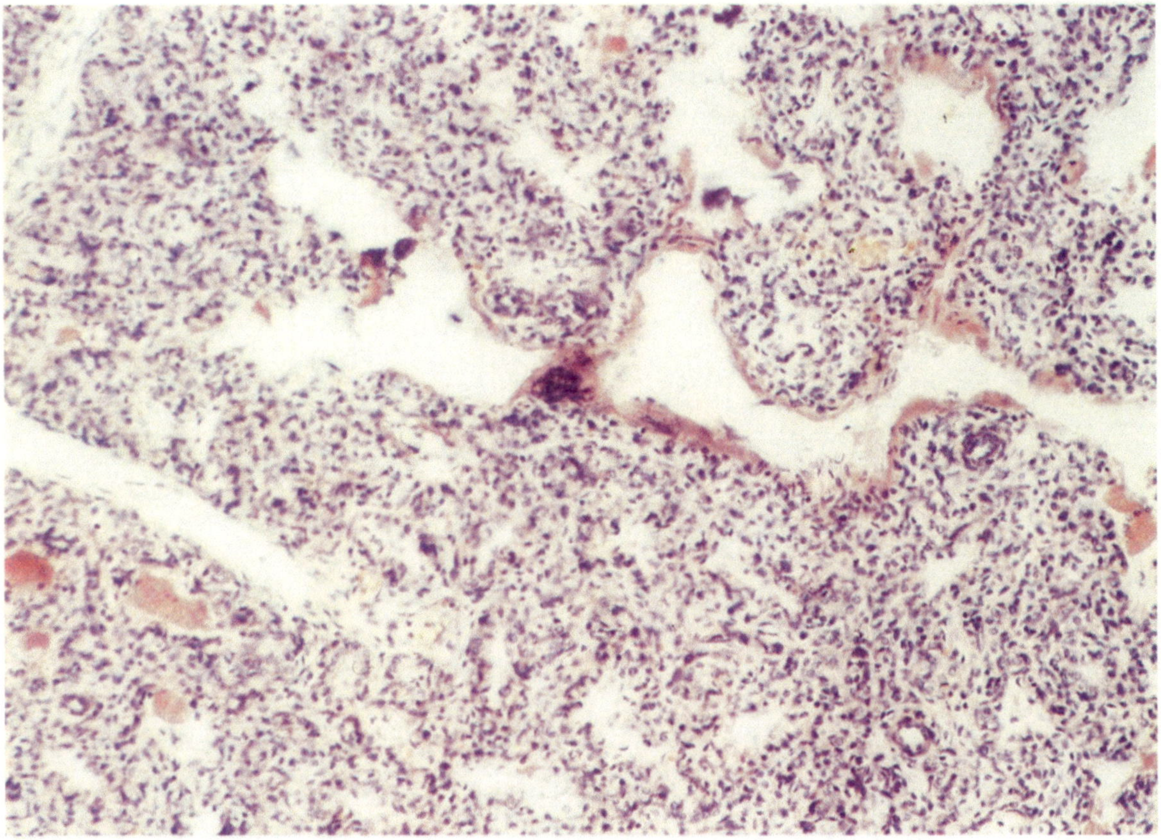

Abb. 36
Hyaline Membranen beim Atemnotsyndrom des Neugeborenen. In einem tangential eröffneten Bronchiolus und Alveolargang tapetenartige Auskleidung mit homogenem, z. T. flockigem, eosin-rot gefärbtem Material.
Lichtmikroskopische Aufnahme
Färbung: Hämatoxylin-Eosin
Vergrößerung: 80 ×

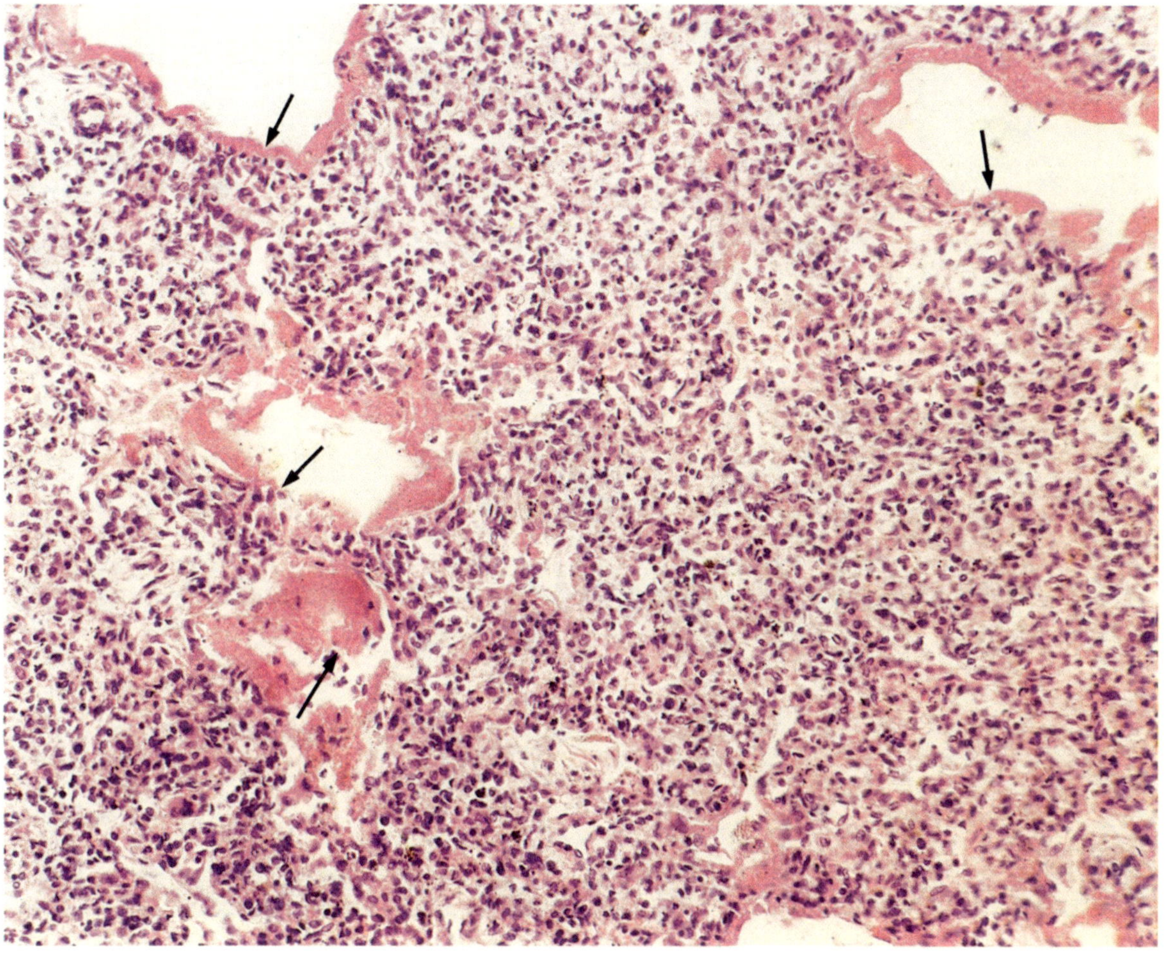

Abb. 37

Unregelmäßig angeordnete hyaline Membranen in Alveolargängen neben gleichmäßig ausgebildeter Atelektase der Alveolarstruktur (Pfeile). Die Alveolarlichtungen sind nur als spaltförmige Öffnungen erkennbar.

Lichtmikroskopische Aufnahme
Färbung: Hämatoxylin-Eosin
Vergrößerung: 80 ×

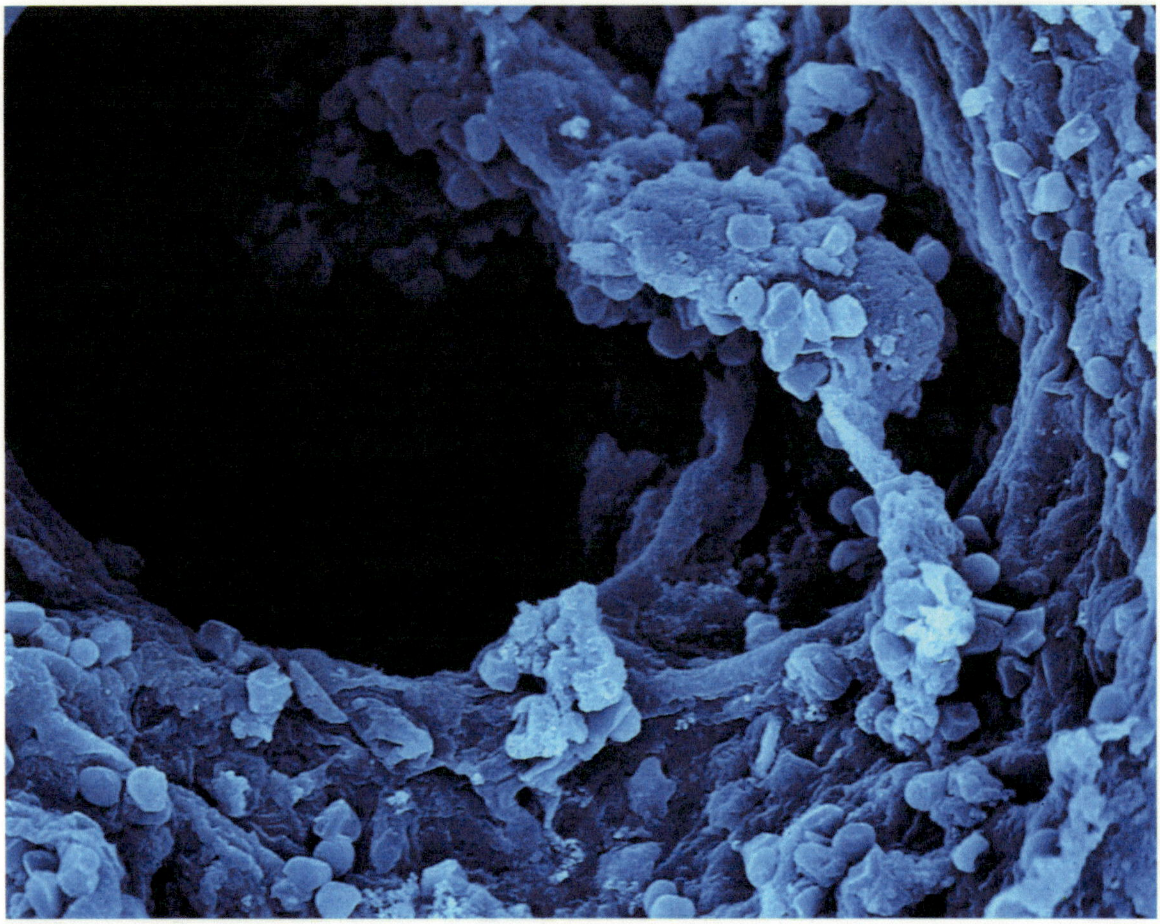

Abb. 38
Beginnende Bildung einer hyalinen Membran in einem erweiterten Alveolargang beim Atemnotsyndrom des Neugeborenen. An der Wand der Lichtung sammelt sich Zelldetritus in unterschiedlich breiten Komplexen.
Rasterelektronenmikroskopische Aufnahme
Vergrößerung: 380 ×

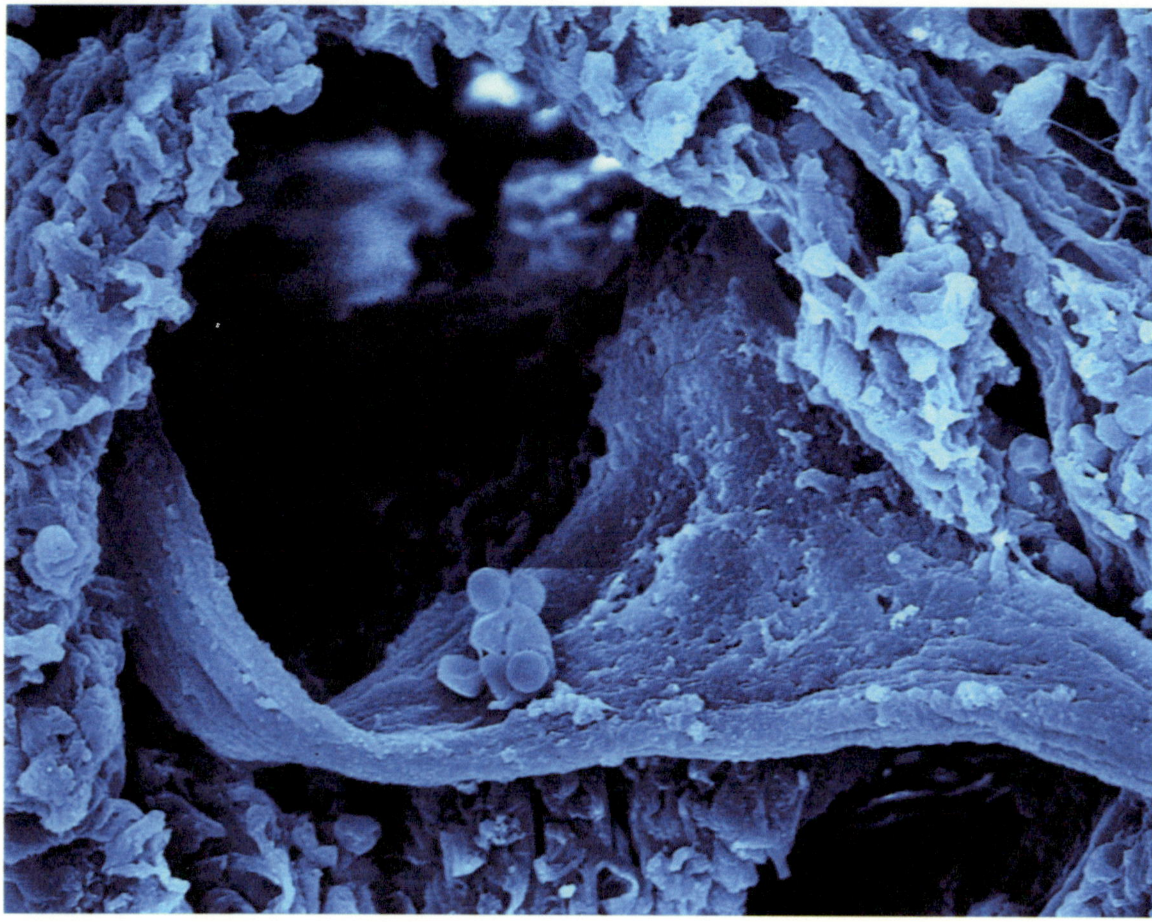

Abb. 39
Voll ausgebildete hyaline Membran in einem Alveolargang bei Atemnotsyndrom des Neugeborenen. Die membranartigen Strukturen aus Zelldetritus kleidet die Lichtung des Ganges tapetenartig aus.
Rasterelektronenmikroskopische Aufnahme
Vergrößerung: 390 ×

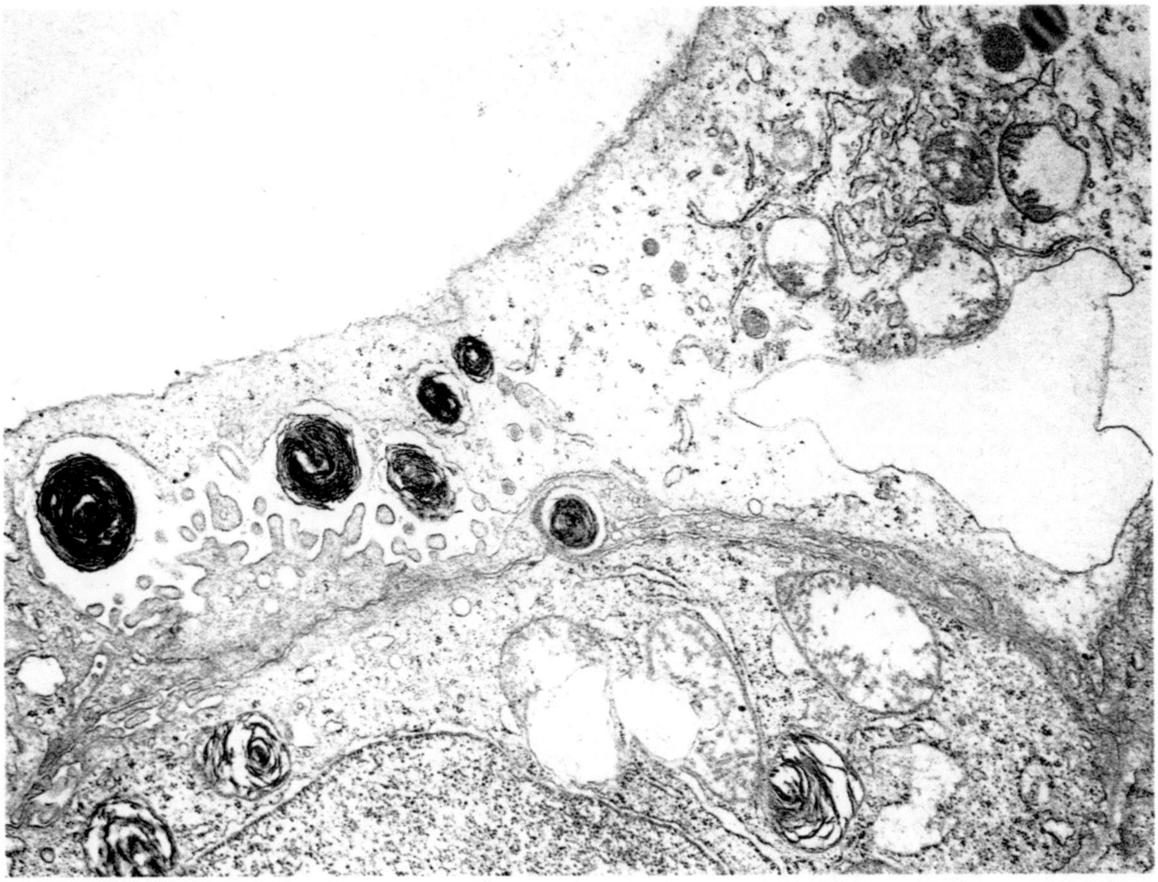

Abb. 40
Anschnitt einer hyalinen Membran in einem Alveolargang. Die Grundstruktur der hyalinen Membran besteht aus zerfallenden zytoplasmatischen Strukturen wie Mitochondrien und endoplasmatischem Retikulum. Daneben aggregiertes, lamellär angeordnetes Surfactantmaterial.
Transmissionselektronenmikroskopische Aufnahme
Vergrößerung: 16000 ×

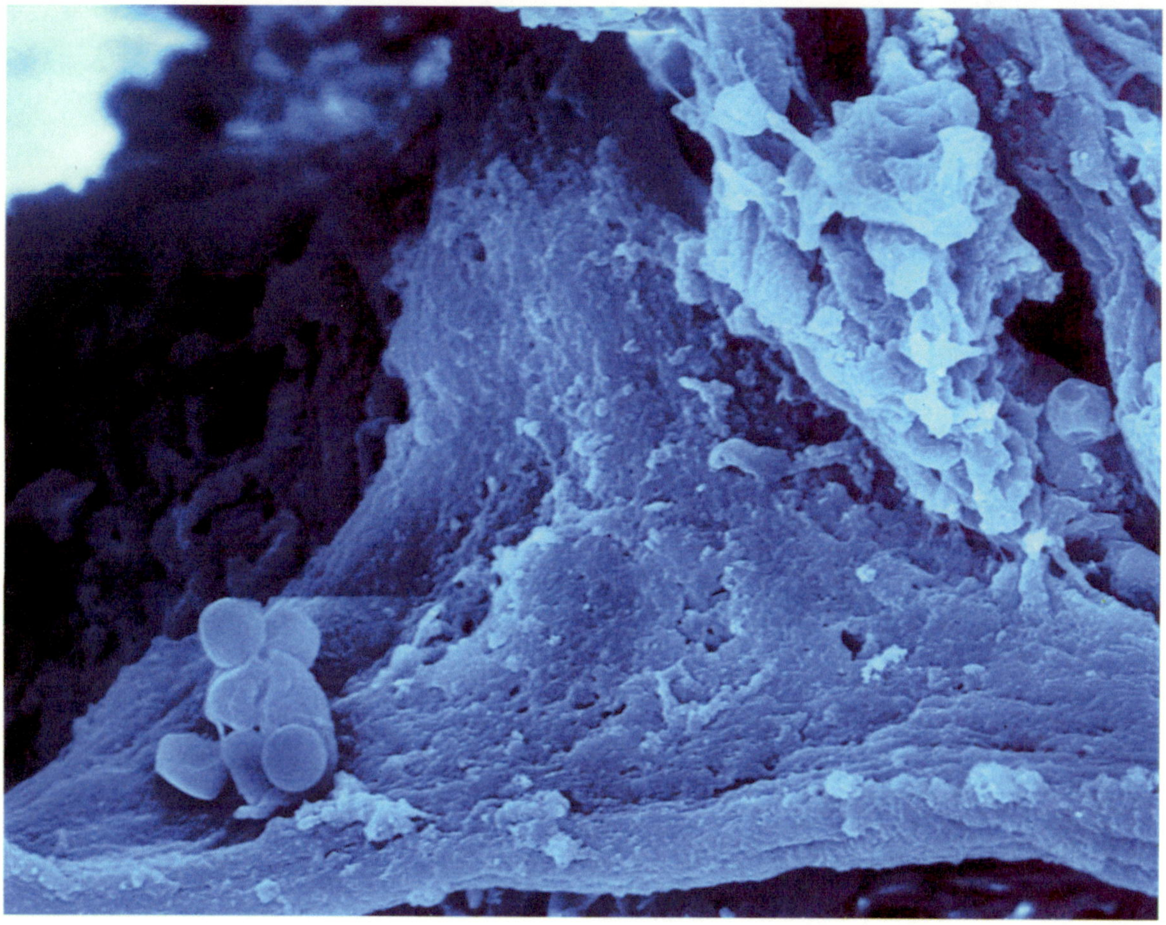

Abb. 41
Hyaline Membran über dem Epithel eines Alveolarganges. Die Oberfläche zeigt eine amorphe Grundstruktur. Über den Membranen einzelne Erythrozytenansammlungen aus intraalveolären Blutungen.
Rasterelektronenmikroskopische Aufnahme
Vergrößerung: 430 ×

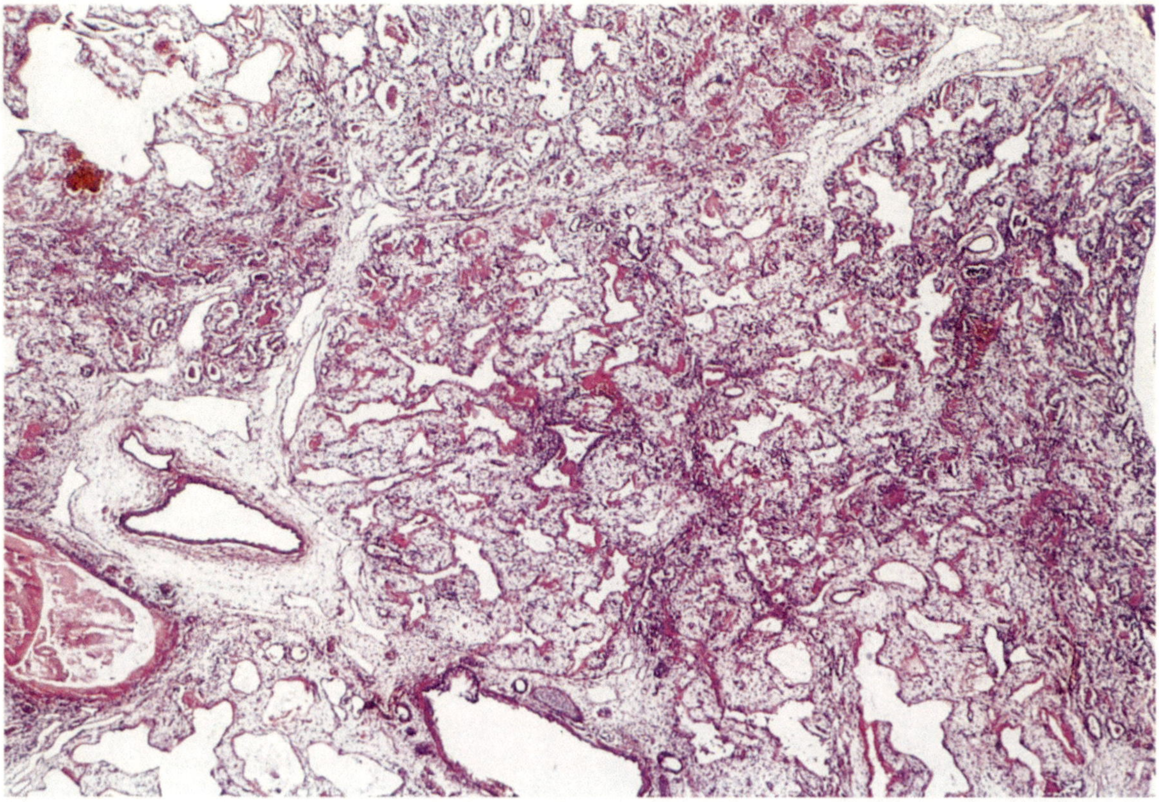

Abb. 42
Fortgeschrittenes Stadium des Atemnotsyndroms. 4 Wochen künstliche Beatmung bei einem Frühgeborenen. Die Alveolen und Alveolargänge sind unterschiedlich eröffnet. Ausgeprägte, unregelmäßig verteilte interstitielle Fibrose. Weite Bronchioli und Bronchien. Fibröse Verbreiterung der Alveolarsepten (klinisch: bronchoalvoläre Dysplasie).
Lichtmikroskopische Aufnahme
Färbung: Hämatoxylin-Eosin
Vergrößerung: 60 ×

7.3. Atemnotsyndrom des Erwachsenen (ARDS) (Abb. 43–54)

Lungenkomplikationen bei Patienten im Schockzustand unterschiedlicher Genese sind vor allem im Verlauf intensivmedizinischer Therapie zu beobachten. Neben Pneumonien kommen dabei Zustände vor, die durch einen Symptomkomplex mit Dyspnoe, Tachypnoe, Hypoxämie, reduzierter Compliance und bilateralen diffusen Infiltraten im Röntgenbild gekennzeichnet sind. Dieser Symptomkomplex wird als Atemnotsyndrom des Erwachsenen oder ARDS „adult respiratory distress syndrom" bezeichnet. Die Störungen können durch verschiedene Grundkrankheiten ausgelöst werden, bei denen eine Störung der Atemregulation, eine Beeinträchtigung der Funktion der Atemwege oder Veränderungen am Alveolarsystem der Lunge bestehen.

Klinische und experimentelle Untersuchungen haben gezeigt, daß zwischen dem Atemnotsyndrom des Erwachsenen und dem Atemnotsyndrom des Neugeborenen enge Beziehungen bestehen. Bei beiden Erkrankungen ist als wesentlicher pathogenetischer Faktor eine Störung des Surfactantsystems der Lunge anzusehen, die zu einer Atelektase führt.

Die histologisch faßbaren Veränderungen beim Atemnotsyndrom des Erwachsenen sind in der Initialphase nur wenig ausgeprägt. In den Arteriolen sammeln sich Granulozyten und granuläres Material, das durch Spezialfärbungen als Fibrin und Aggregation von Blutplättchen identifiziert werden kann. Es bilden sich Areale mit interstitiellen und intraalveolären Blutungen und Ödem. Die Lunge wird schwer. Es bilden sich in den Alveolen und Alveolargängen hyaline Membranen aus. Es handelt sich dabei um homogenes, zumeist in Schichten angeordnetes Material, das die erweiterten Alveolargänge und die Alveolen z. T. tapetenartig auskleidet. Zwischen dem 4. und 5. Tag nach Krankheitsbeginn entstehen entzündliche Veränderungen in den Alveolen.

Im Interstitium ist in der Frühphase ein interstitielles Ödem ausgebildet, das elektronenmikroskopisch in einer Auflockerung der interstitiellen Kollagenfaserstruktur sichtbar wird. Zwischen dem Kapillarendothel und dem Alveolarepithel sind unterschiedlich breite Ödemseen zu beobachten. Die Flüssigkeit diffundiert durch die Basallamelle des Alveolarepithels. Die Zellverbindungen zwischen den Alveolarepithelzellen werden wie ein Tor geöffnet. Die Flüssigkeit kann in die Alveolarlichtung austreten und hebt dabei den auf der Epitheloberfläche gespreiteten Surfactantfilm von der Zellmembran des Alveolarepithels ab. Dabei wandelt sich der monomolekulare Surfactantfilm in eine schaumartige Struktur mit unterschiedlich großen, von kontrastreichen Phospholipidmembranen begrenzten Struktur um.

Die Spätphase der Veränderungen ist durch eine Proliferation von Fibroblasten mit Kollagenfaserneubildung gekennzeichnet. Innerhalb eines Monats nach dem initialen Insult bestehen weitgehende Vernarbungen des Lungenparenchyms mit einem zystischen Umbau der Alveolarstruktur.

Die Veränderungen an den Kapillaren der Lunge sind durch eine Reihe von Untersuchungen belegt. Sie beruhen auf einer Aktivierung vom Komplement als Folge verschiedener Grunderkrankungen wie Sepsis, Trauma oder anderen prädisponierenden Faktoren. Durch die Freisetzung vor allem von C5A wird eine intravaskuläre Aggregation von Leukozyten in der Lunge ausgelöst. Die aggregierten neutrophilen Granulozyten bewirken durch Bildung toxischer Sauerstoffradikale einen Endothelschaden. Die Neutrophilen setzen Proteasen zur Zerstörung der Kollagenfasern frei. Freigesetztes Elastin und Fibronektin unterhalten die lokalen entzündlichen Prozesse durch Lyse zirkulierender Plasmaproteine einschließlich des Hagemannfaktors, Fibrinogen und Komplement.

Darüberhinaus werden die pulmonalen Antiproteasen durch Sauerstoffradikale und durch den in der Regel therapeutisch bedingten erhöhten Sauerstoff in der Atemluft blockiert. Es muß angenommen werden, daß die schweren Lungenveränderungen durch nachfolgende Änderung der Blutgerinnung

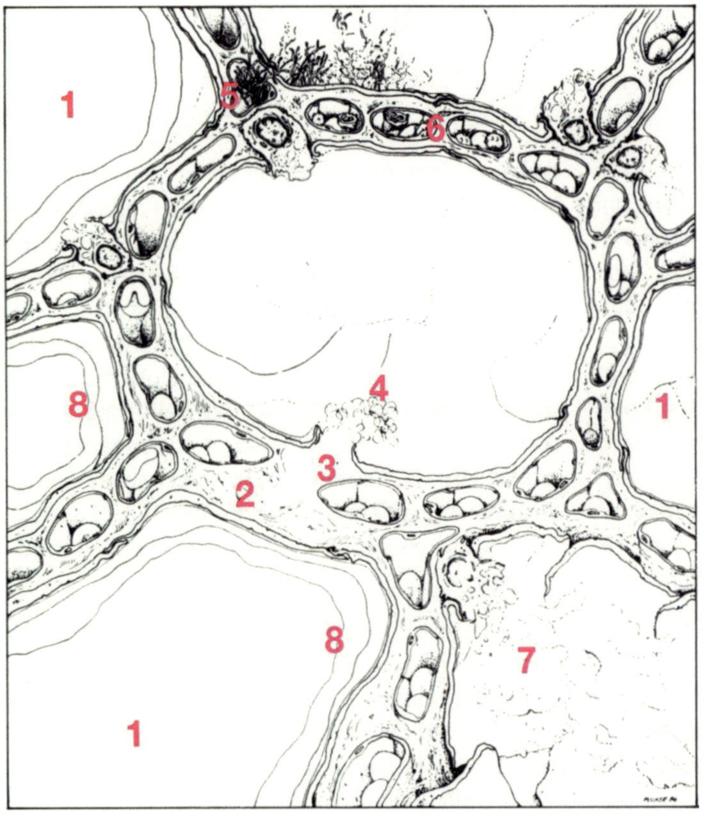

Abb. 43
Pathogenetische Faktoren beim Atemnotsyndrom des Erwachsenen. Dreidimensionale Reproduktion.
In der Initialphase der Reaktion entsteht ein interstitielles Ödem. Die Ödemflüssigkeit ergießt sich über Spalten im Alveolarepithel in die Alveolarlichtungen und hebt dabei die an der Alveolarwand gespreiteten Surfactantanteile ab. Der Surfactant wandelt sich dabei in eine schaumartige Struktur um. Es entwickelt sich eine Dystelektase und schließlich eine Atelektase der Alveolen. Die fortgeschrittenen Stadien der Reaktion sind gekennzeichnet durch Nekrosen des Alveolarepithels, Thrombosen in den Alveolarkapillaren und Bildung hyaliner Membranen.
1 = Alveolen
2 = Interstitielles Ödem
3 = Übertritt des Ödems in die Alveolen
4 = Schaumartige Umwandlung des Surfactant
5 = Fibrinoide Thrombosen in den Alveolarkapillaren
6 = Leukozytenansammlungen in den Alveolarkapillaren
7 = Nekrosen des Alveolarepithels
8 = Hyaline Membranen in den Alveolen

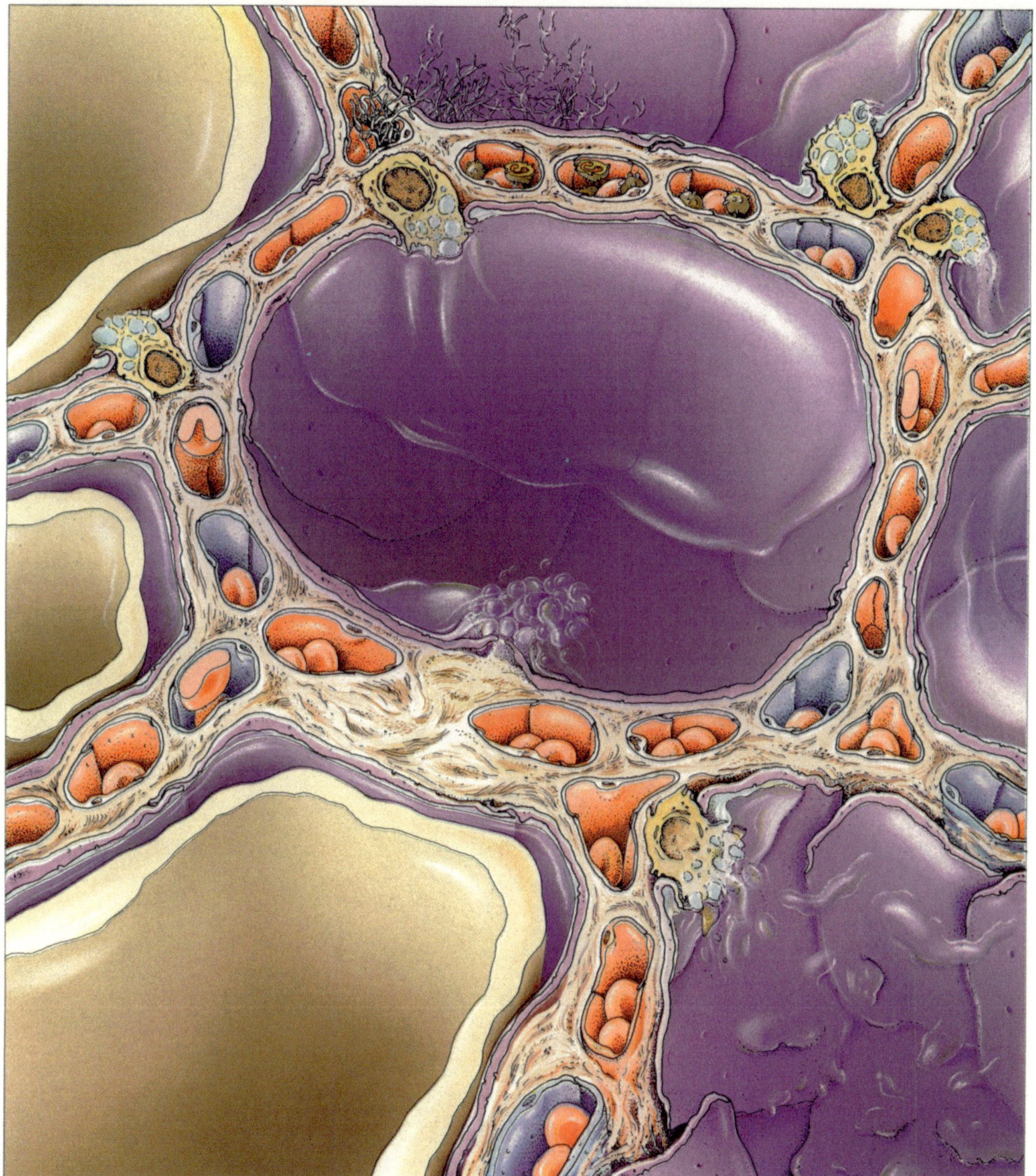

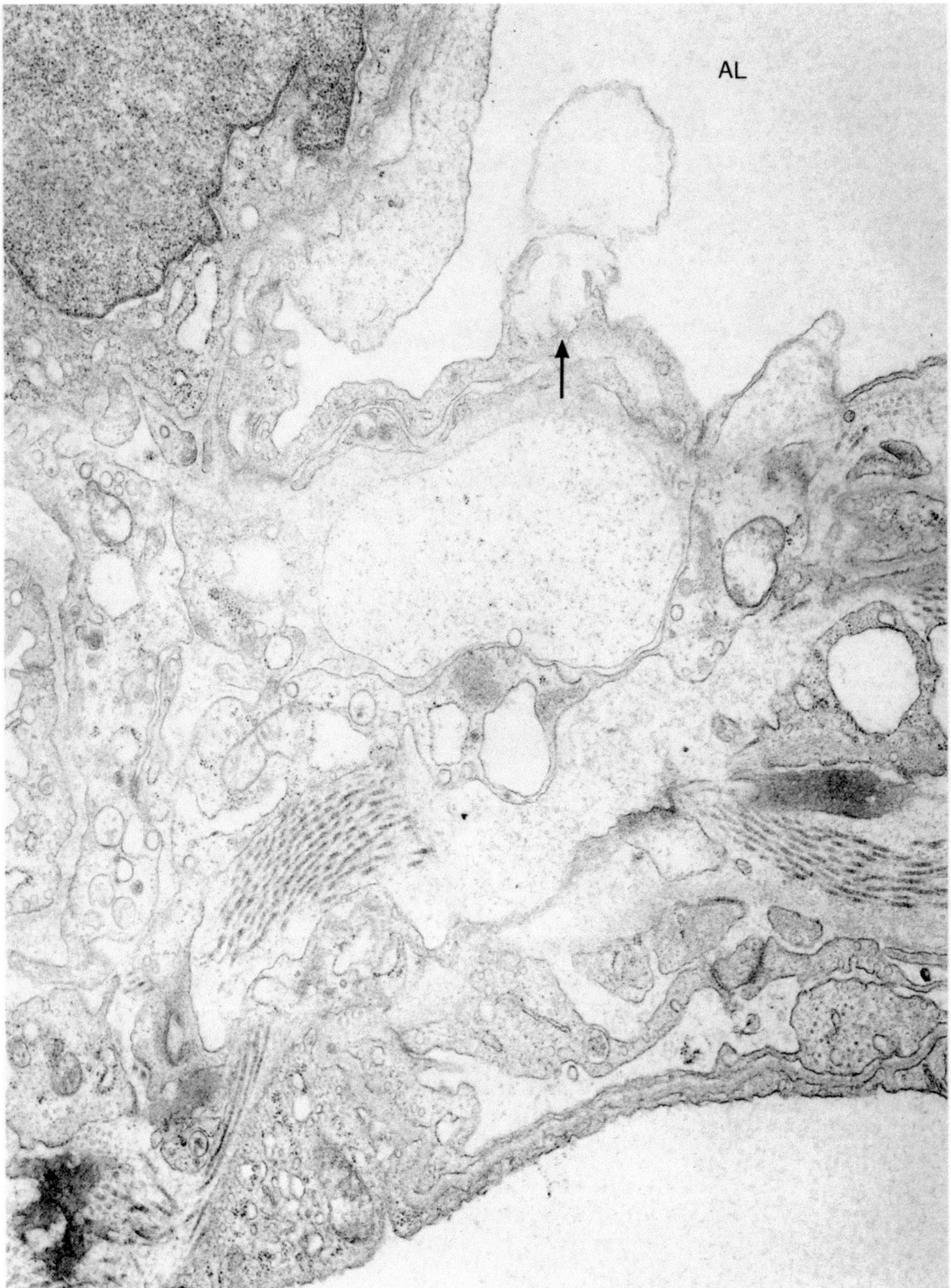
AL

mit Ausbildung von Mikrothromben wesentlich beeinflußt werden. Wahrscheinlich sind außerdem ortsständig freigesetzte vasoaktive Amine (Histamin, Seretonin, Kinine und Kathecholamin), Immunkomplexe, Lymphokinine und Lymphotoxine an dem Gesamtkomplex beteiligt. Die erhöhte Kapillarpermeabilität verbunden mit einer Zerstörung des Alveolarepithels kann durch verschiedene Mechanismen zu einer Zerstörung des Surfactantsystems führen:

1. Auswaschen des Surfactant über den Blutstrom.

2. Umwandlung des Surfactantfilms in eine schaumartige Struktur.

3. Störung der Surfactantsynthese durch direkte Schädigung der Pneumozyten II.

4. Hypoxämie, Azidose und verminderte Lungenperfusion.

Unabhängig vom pathogenetischen Mechanismus verursacht der Surfactantschaden eine Verminderung der Lungendehnbarkeit mit einer Erhöhung der Atemarbeit und einem erhöhten Sauerstoffverbrauch der Atemmuskulatur. Eine andere Folge ist der Alveolarkollaps, die Atelektase und eine Transudation von Blutplasma in die Alveolarlichtung mit einer Behinderung des Gasaustausches.

Klinische und experimentelle Beobachtungen vor allem von Lachmann und Mitarbeitern (1983 und 1984) haben gezeigt, daß der Verlauf des ARDS durch die Variation der künstlichen Beatmung und durch Surfactantsubstitution oder Aktivierung der Surfactantsynthese beeinflußt werden kann.

Klinische und experimentelle Untersuchungen zeigen, daß es sich beim Atemnotsyndrom des Erwachsenen um einen multifaktoriellen Symptomkomplex handelt, bei dem die Permeabilitätsstörung der Alveolarkapillaren und die Veränderung des Surfactantsystems der Lunge im Vordergrund steht.

◁ Abb. 44
Interstitielles Ödem in der Frühphase des Atemnotsyndroms des Erwachsenen. Die Kollagenfasern des Lungengerüstes werden durch Ödemansammlungen auseinandergedrängt. Zwischen den Kapillarendothelzellen und den Basallamellen bilden sich Ödemseen. Übertritt der interstitiellen Flüssigkeitsansammlungen durch eröffnete Kontaktzonen des Alveolarepithels in die Alveolarlichtung (AL, Pfeil).
Transmissionselektronenmikroskopische Aufnahme
Vergrößerung: 12000 ×

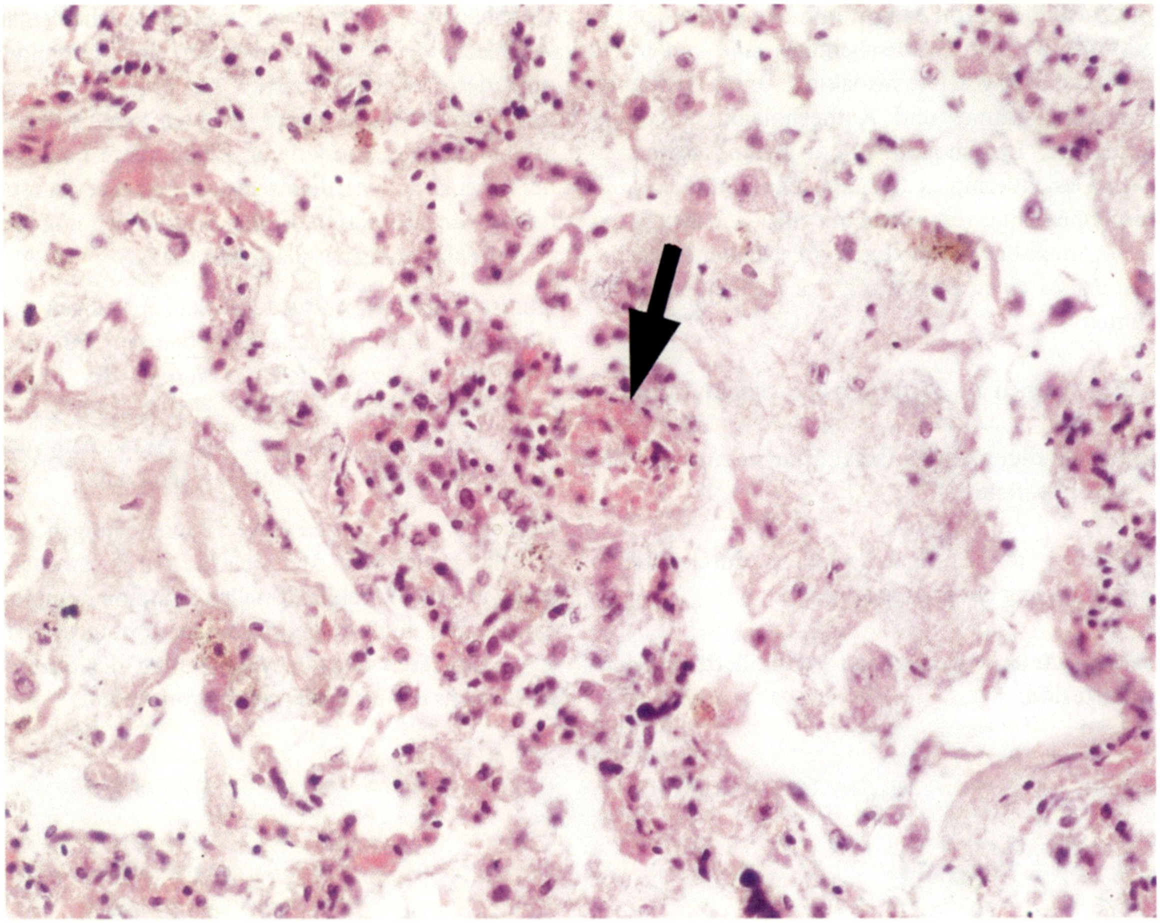

Abb. 45
Bildung fibrinoider Thrombosen in den Alveolarkapillaren beim Atemnotsyndrom des Erwachsenen (Pfeil). In der Alveolarlichtung Nekrosen des Epithels und unregelmäßig dichte Fibrinabscheidungen.
Lichtmikroskopische Aufnahme
Färbung: Hämatoxylin-Eosin
Vergrößerung: 120 ×

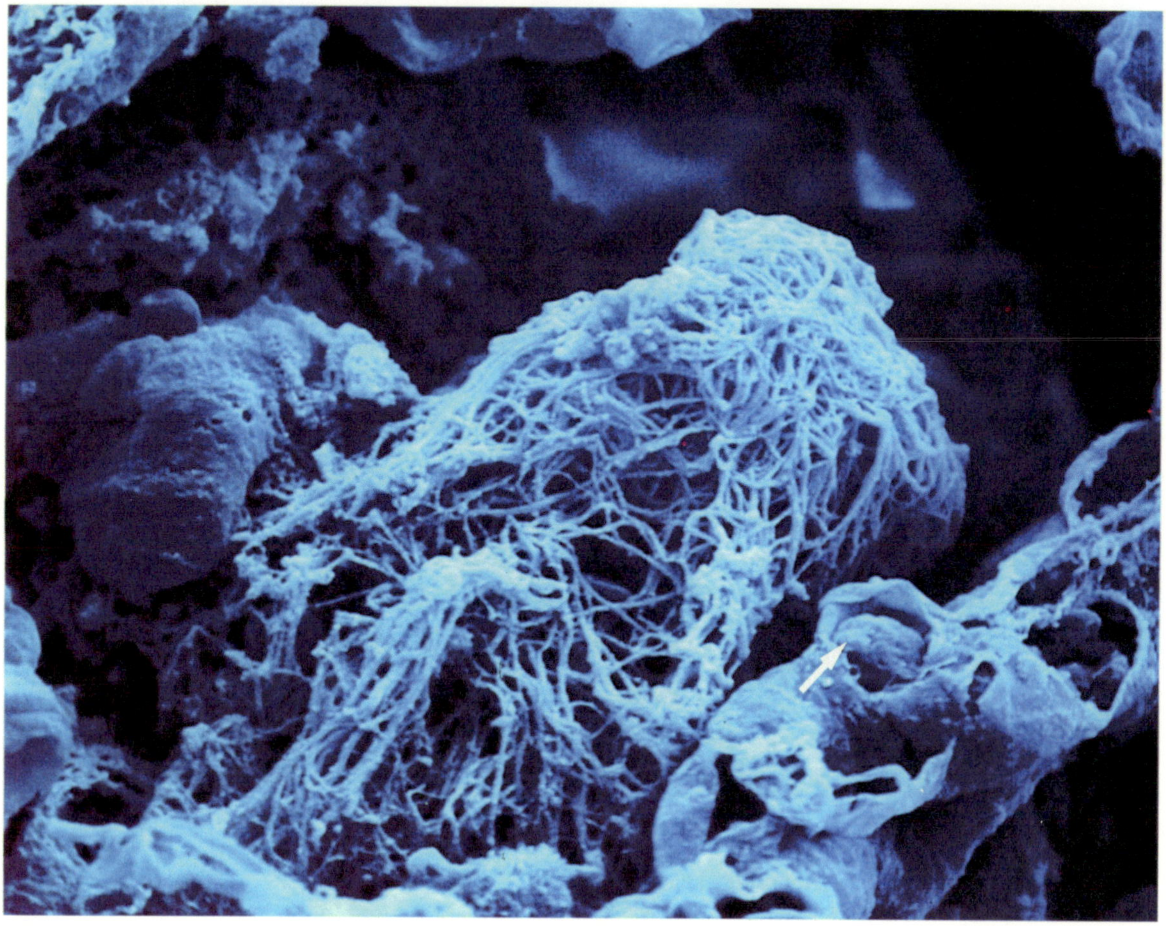

Abb. 46
Einblick in eine Alveole beim Atemnotsyndrom des Erwachsenen. Bildung eines Fibrinpfropfes in der Alveolarlichtung. Im Alveolarseptum getroffen eine fibrinoide Thrombose einer Alveolarkapillare (Pfeil).
Rasterelektronenmikroskopische Aufnahme
Vergrößerung: 970 ×

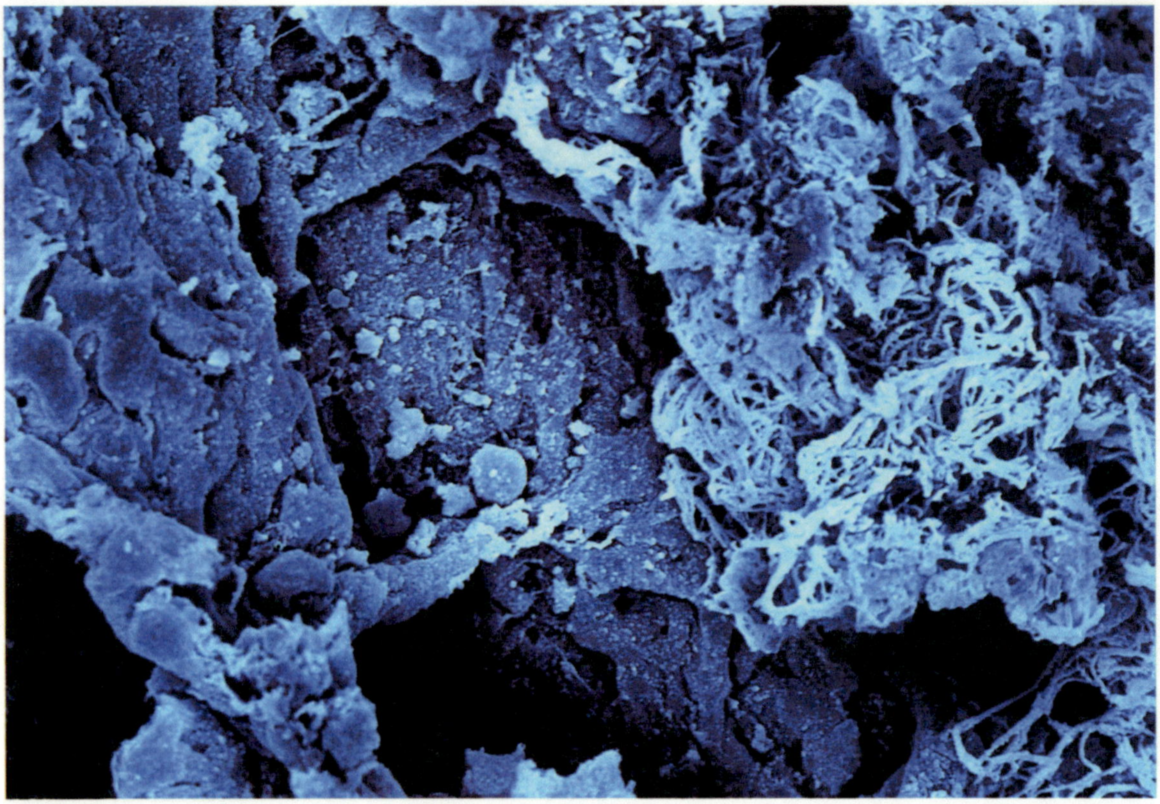

Abb. 47
Nekrosen des Alveolarepithels und Fibrinabscheidungen in der Alveolarlichtung beim Atemnotsyndrom des Erwachsenen. Die Epithelzellen lösen sich von der Basallamelle der Alveolarwand ab und erscheinen als granuläre amorphe Substanzen in der Alveolarlichtung.
Rasterelektronenmikroskopische Aufnahme
Vergrößerung: 180 ×

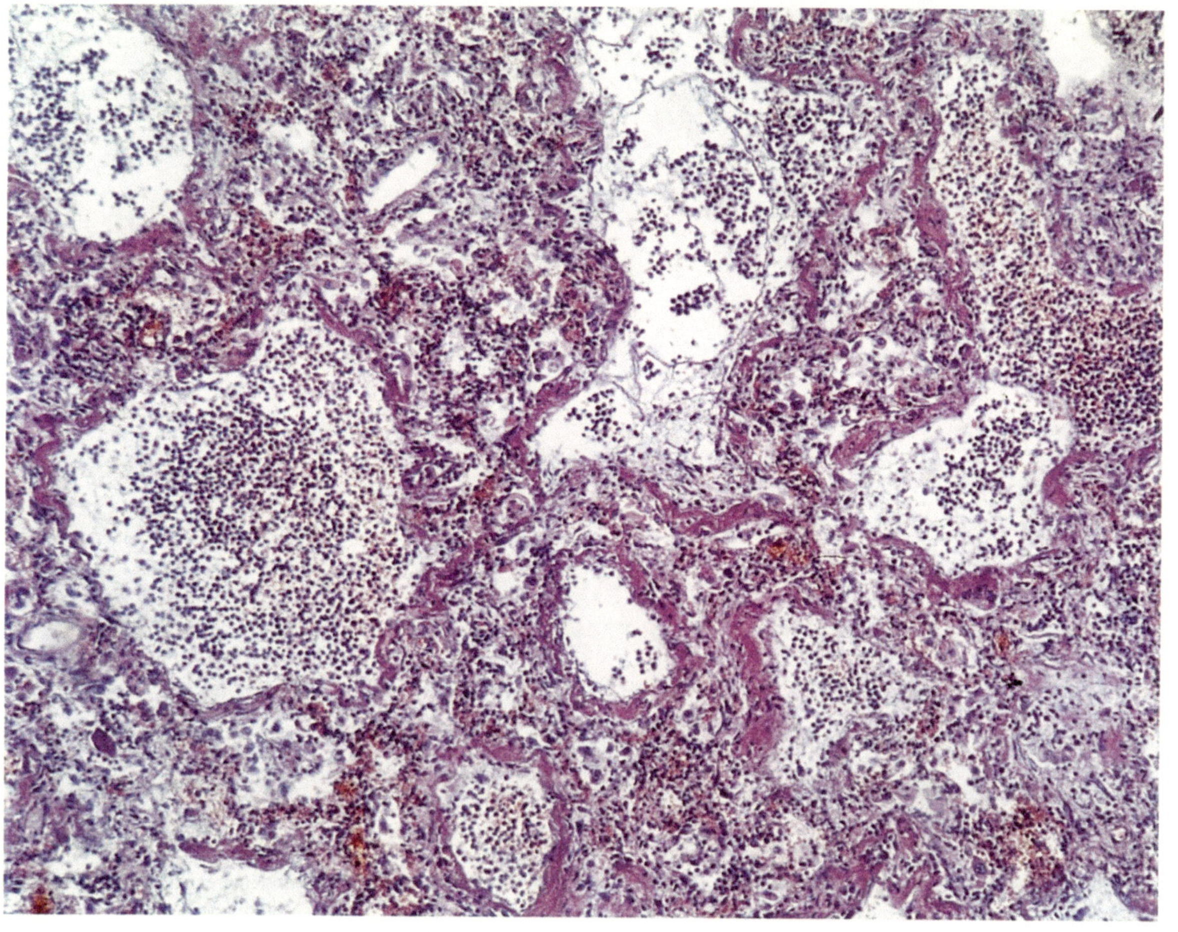

Abb. 48
Bildung intraalveolärer hyaliner Membranen beim fortgeschrittenen Atemnotsyndrom des Erwachsenen. Die Alveolen und Alveolargänge werden von homogenem, z. T. flockigem Material ausgekleidet.
Lichtmikroskopische Aufnahme
Färbung: Hämatoxylin-Eosin
Vergrößerung: 80 ×

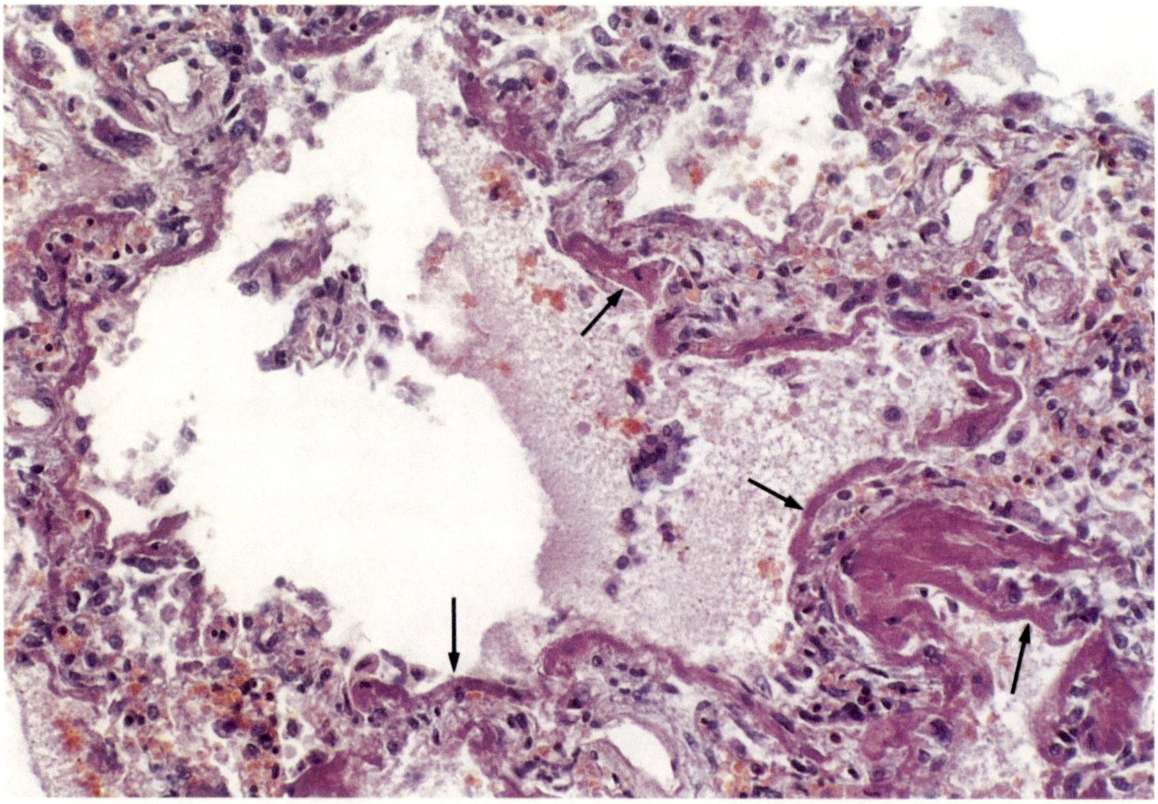

Abb. 49

Histologische Veränderungen beim Atemnotsyndrom des Erwachsenen. Verbreiterung der Alveolarsepten durch septales Ödem. Bildung hyaliner Membranen (Pfeile) mit tapetenartiger Auskleidung der Alveolarlichtungen. Herdförmige Nekrosen des Alveolarepithels. Intraalveoläre Abscheidungen von Ödemflüssigkeit und Fibrin. Unregelmäßig verteilte kleine intraalveoläre Blutungen.

Lichtmikroskopische Aufnahme
Färbung: Hämatoxylin-Eosin
Vergrößerung: 620 ×

Abb. 50

Nekrose des Alveolarepithels und aggregiertes nicht gespreitetes Surfactantmaterial beim Atemnotsyndrom des Erwachsenen. Die Basallamelle der Alveolarwand ist z. T. freigelegt. Zerfallende Anteile von Alveolarepithelzellen sind in die Alveolarlichtung abgegeben. ▷

Transmissionselektronenmikroskopische Aufnahme
Vergrößerung: 8500 ×

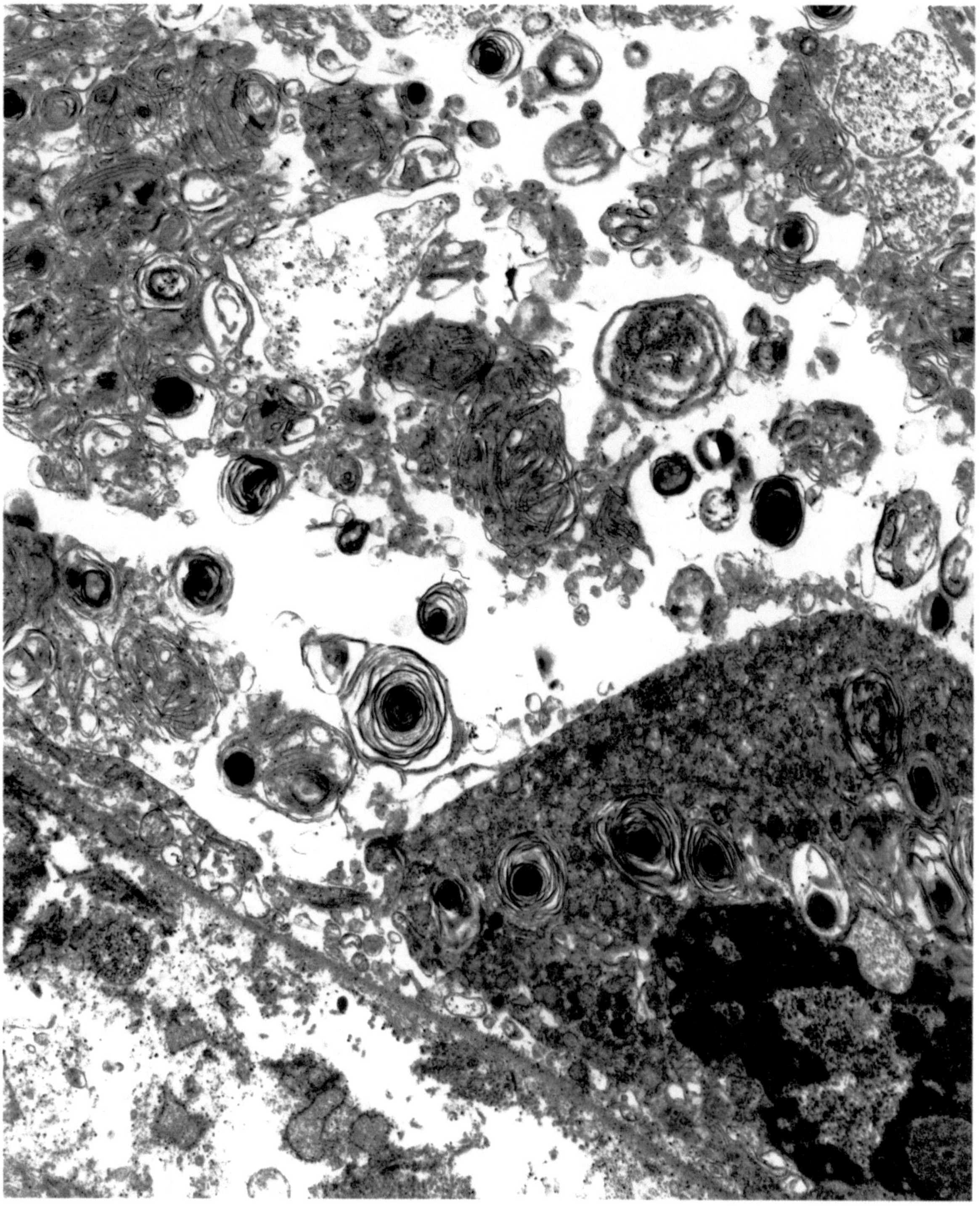

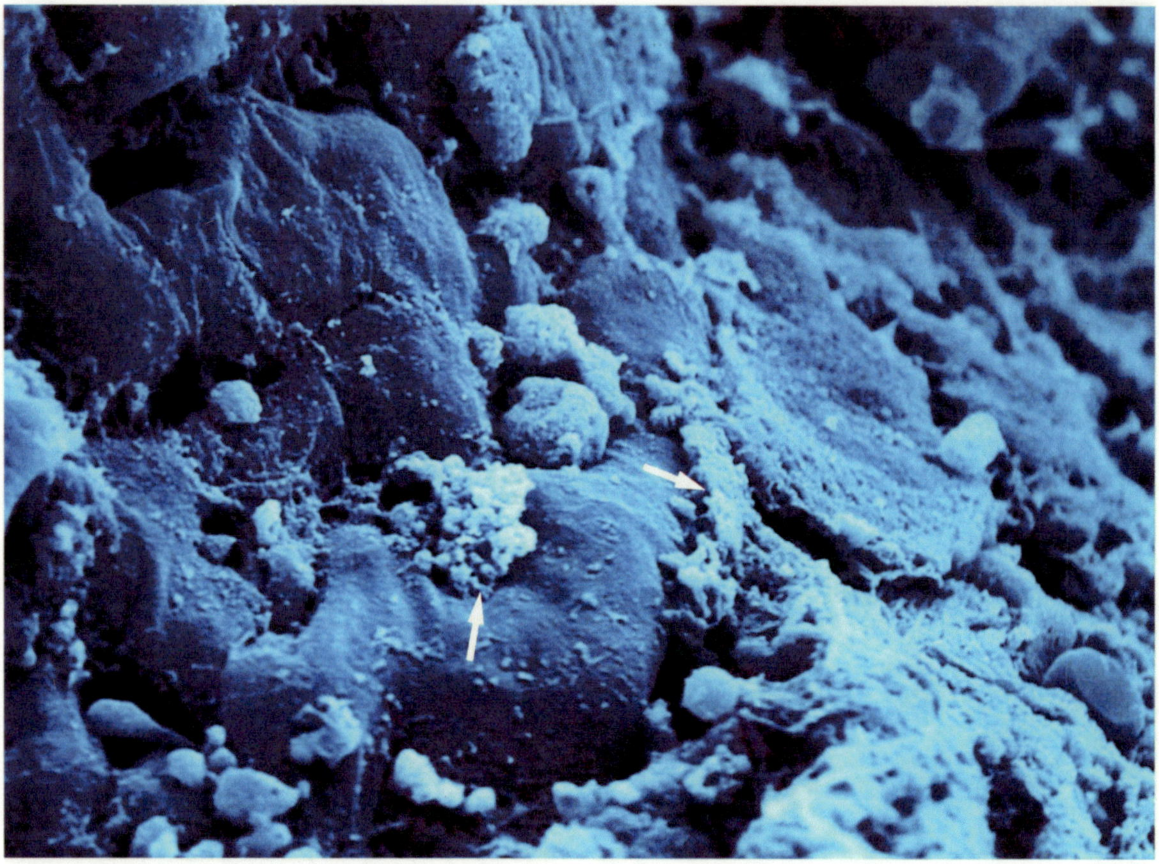

Abb. 51
Einblick in eine Alveole beim Atemnotsyndrom des Erwachsenen. Membranartig aggregiertes Surfactantmaterial liegt über dem Alveolarepithel (Pfeile). Daneben Fragmente nekrotischer Alveolarepithelzellen.
Vergrößerung: 1100 ×

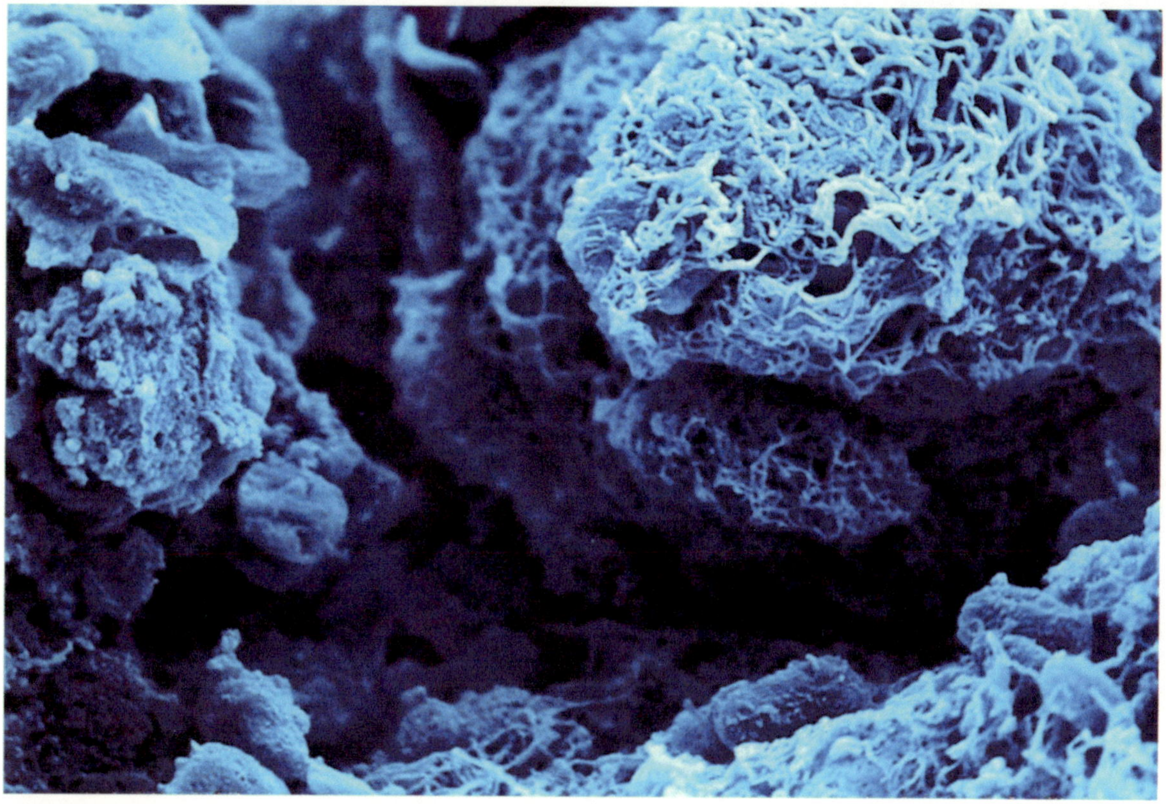

Abb. 52
Dystelektatische Alveole beim Atemnotsyndrom des Erwachsenen. Aus dem Interstitium treten Entzündungszellen, vor allem Makrophagen in die Alveolarlichtung ein. Am rechten Bildrand Fibrinpfropf.
Rasterelektronenmikroskopische Aufnahme
Vergrößerung: 370 ×

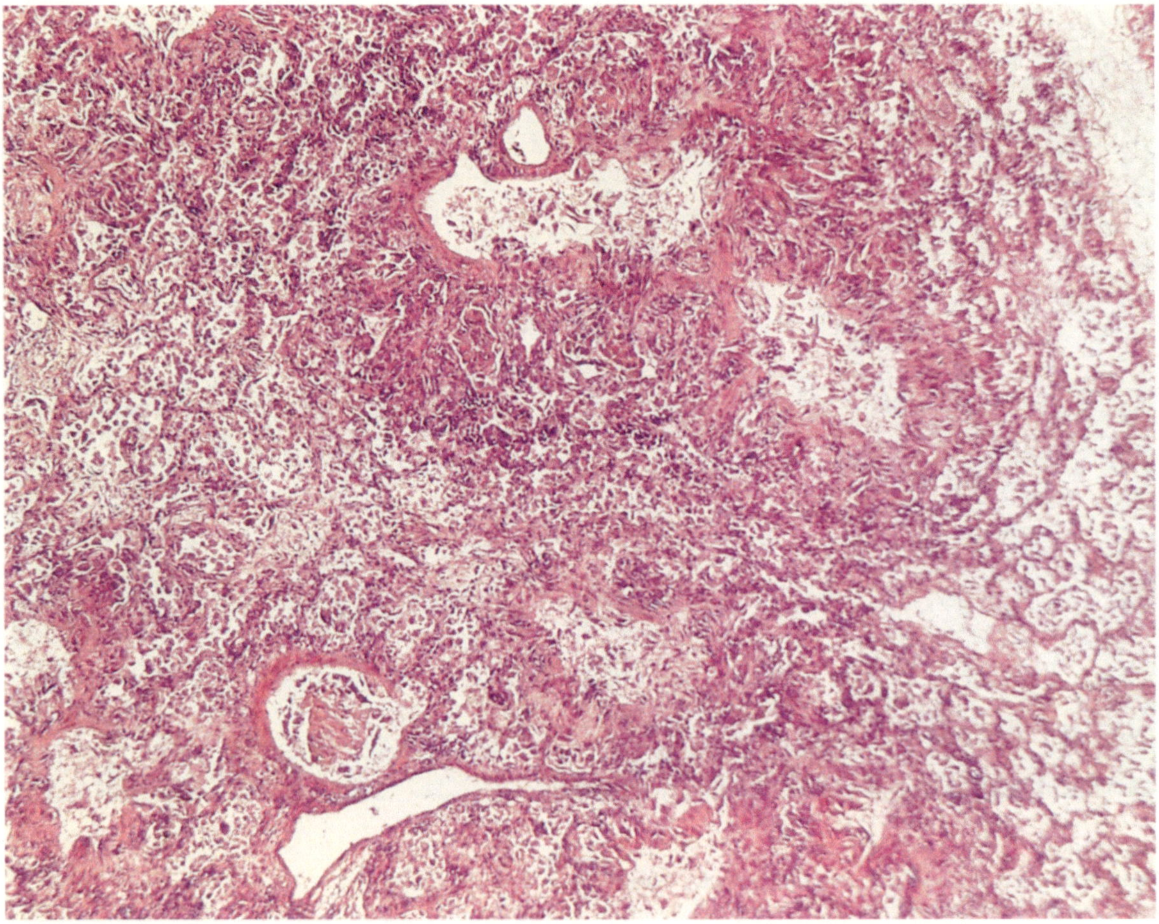

Abb. 53
Fortgeschrittenes Stadium des Atemnotsyndrom des Erwachsenen nach 3 Wochen künstlicher Beatmung. Unregelmäßig angeordnete Dystelektase des Alveolarsystems. Weite Bronchioli und Alveolargänge. Ödem und Fibrose der Lobularsepten.
Lichtmikroskopische Aufnahme
Färbung: Hämatoxylin-Eosin
Vergrößerung: 80×

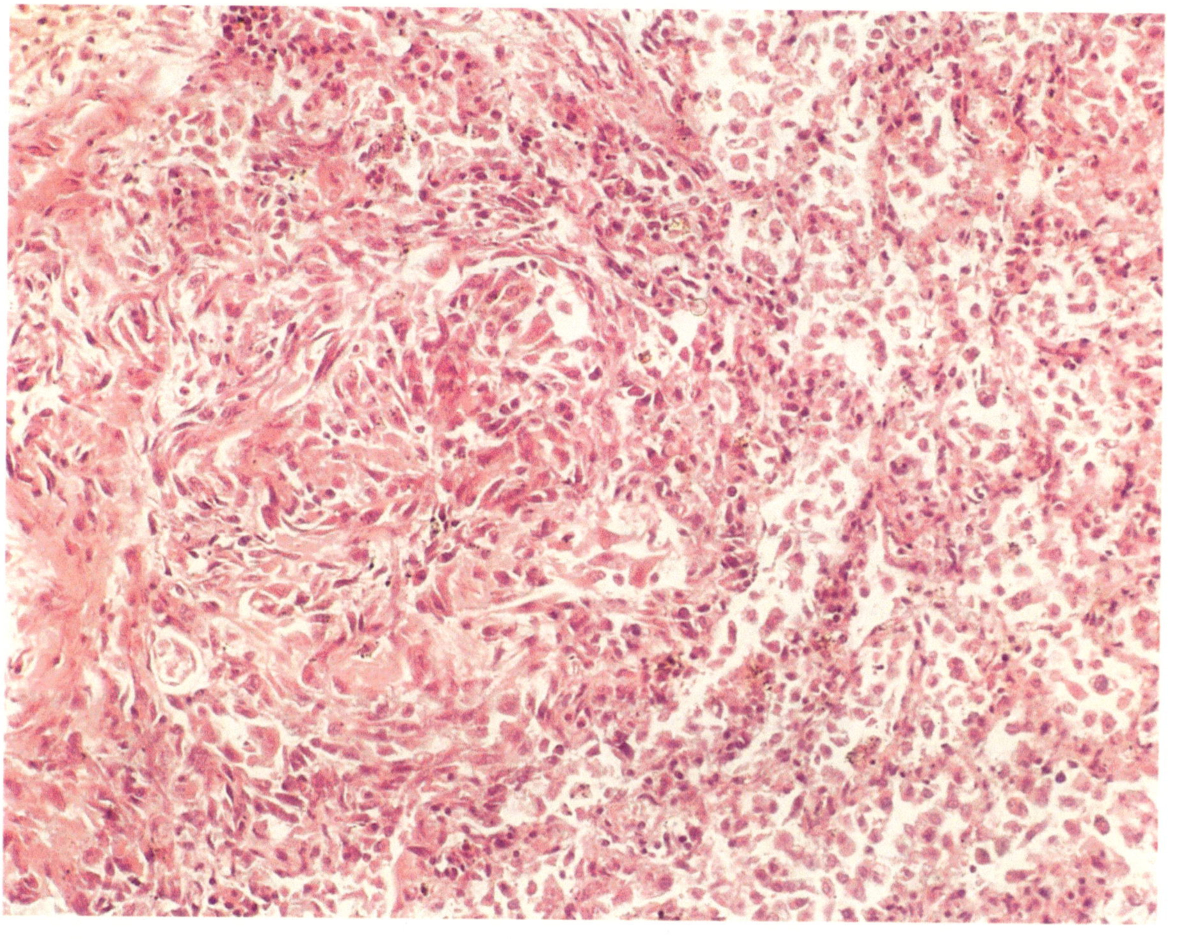

Abb. 54

Fortgeschrittene interstitielle Fibrose beim Atemnotsyndrom des Erwachsenen. Stärkere Vergrößerung des gleichen Präparates des Patienten wie Abb. 53. Ausgeprägte interstitielle Fibroblastenaktivierung mit unregelmäßiger Faserneubildung. Dystelektase der angrenzenden Alveolen mit ausgeprägter Nekrose des Alveolarepithels.

Lichtmikroskopische Aufnahme
Färbung: Hämatoxylin-Eosin
Vergrößerung: 380 ×

7.4. Surfactantsystem und Pneumonien (Abb. 55–63)

Die Beobachtung, daß Pneumonien zunehmend häufiger als sekundäre Pneumonien infolge und in Begleitung anderer nicht pulmonaler Erkrankungen auftreten und in vielen Fällen zur Todesursache werden, belegt die Erkenntnis, daß bei der Infektabwehr im Alveolarsystem den körpereigenen Infektabwehrmechanismen eine entscheidende Rolle zukommt.

Neben den spezifischen Abwehrmechanismen, wie Immunglobulinen, spezifisch-reagible T-Lymphozyten und den Effektorsystemen des Immunsystems (Komplement- und Properdinsystem, Alveolarmakrophagen) sind unspezifische Mechanismen wirksam, unter denen die Bedeutung des Surfactant durch systematische, experimentelle Untersuchungen belegt werden können (O'Neill et al. 1984).

In vitro konnte gezeigt werden, daß ungereinigte Lavageflüssigkeit mit seinem Surfactantanteil die Phagozytose von Staphylokokken durch die Makrophagen und das intrazelluläre „killing" steigert. Die

Abb. 55
Alveoläre Pneumonie. In einer leicht dystelektatischen Alveole leukozytenreiches Exsudat mit einzelnen Makrophagen.
Semidünnschnitt
Färbung: Basisches Fuchsin und Methylenblau
Vergrößerung: 620 ×

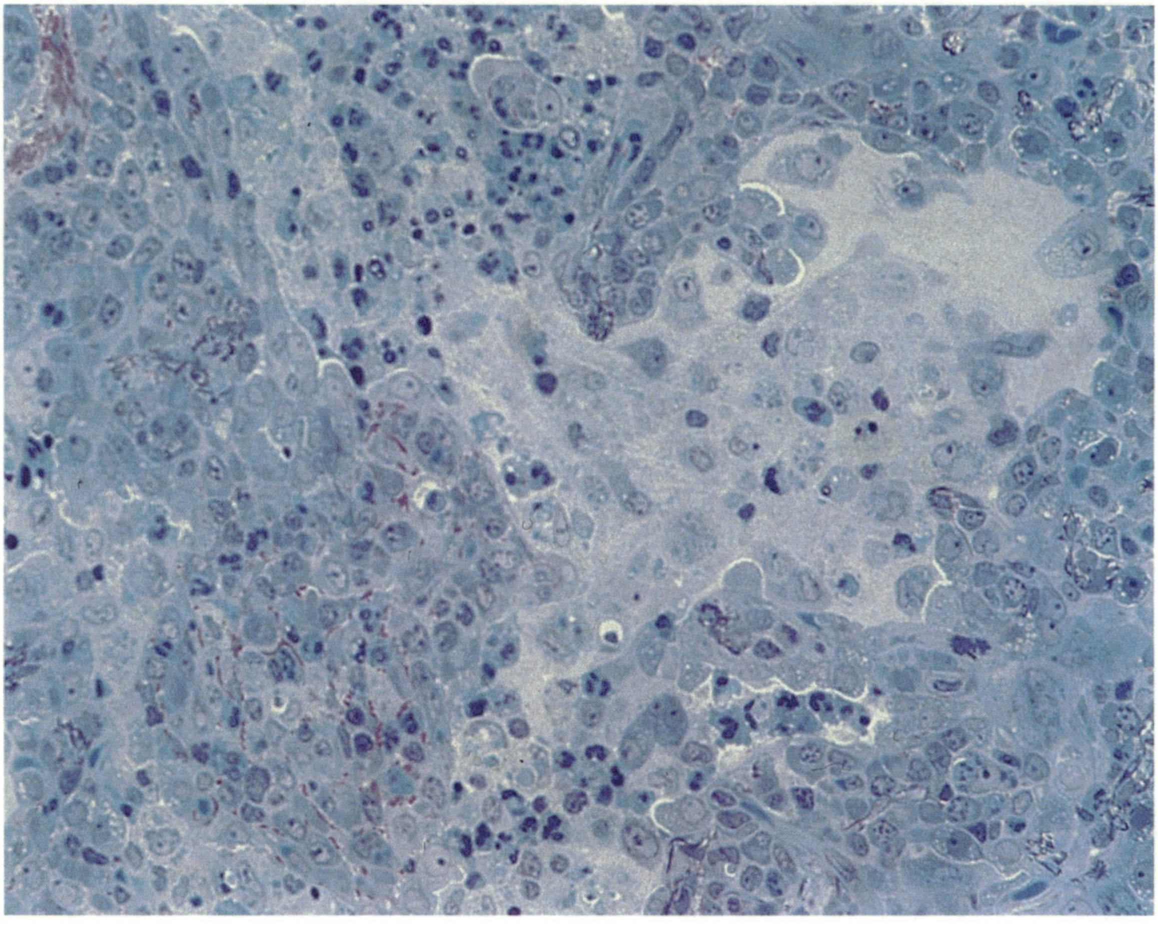

biochemische Analyse des Surfactantanteils in der Lavageflüssigkeit zeigt dabei den Gehalt an den für Surfactant typischen Phospholipiden mit einer besonders hohen Konzentration an Phosphatidylcholin. Es wird angenommen, daß der Surfactant eine obsonierende Wirkung hat (Nguyen et al. 1982) und die Anheftung der Bakterien an die Makrophagenmembran und damit ihre Inkorporation durch die Phagozytose gewährleistet wird.

Die sehr häufig zu beobachtenden bakteriellen Superinfektionen des Alveolarsystems nach primären Virusinfekten kann wahrscheinlich auch durch eine primäre Schädigung des Surfactantsystems erklärt werden. Durch eine bei der Virusinfektion ausgelösten direkten Schädigung der Pneumozyten II entwickelt sich eine Reduktion der Surfactantsynthese. Dieser Störung kommt wahrscheinlich die zentrale Bedeutung bei der Depression der von den Makrophagen abhängigen bakteriellen Clearance in der Alveole zu und begünstigt dadurch das Angehen einer bakteriellen Pneumonie (O'Neill et al. 1984). Diese Annahme wird durch die Beobachtung gestützt, daß bei Patienten mit einem Atemnotsyndrom und einem davon abhängigen Surfactantdefekt ein erhöhtes Risiko für bakterielle Pneumonien besteht (Ashaugh and Petty 1972, Stevens et al. 1974).

Abb. 56
Gruppe von Bakterien an der Alveolarwand in unmittelbarem Kontakt mit dem Alveolarepithel im Bereich eines Surfactantdefektes (Pfeil).
Rasterelektronenmikroskopische Aufnahme
Vergrößerung: 14000 ×

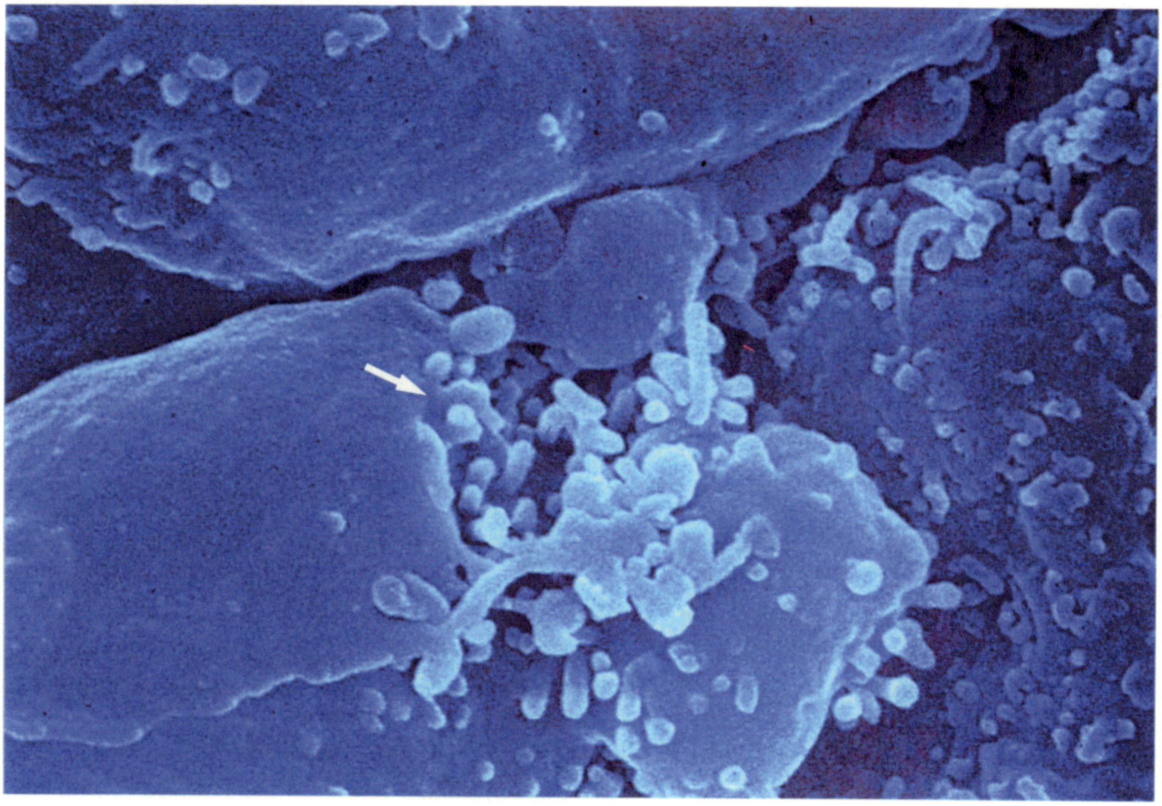

Die formale Pathogenese bei den interstitiellen Pneumonien läuft weitgehend unabhängig vom auslösenden Agens nach einem Grundschema ab, wenn sich auch in der Ausprägung, Ausbreitung und Verteilung der Veränderungen im Ablauf der Erkrankungen erhebliche Unterschiede ergeben können. Zu Beginn der Reaktion steht eine Verbreiterung der Alveolarsepten durch ein interstitielles Ödem auf dem Boden einer Permeabilitätsstörung an der Kapillarwand im Vordergrund. Es bildet sich eine Verbreiterung und Auflockerung der Basallamelle der Alveolarwand mit herdförmiger Aufspleißung der Anteile zwischen Alveolarepithel und Kapillarendothel. Serofibrinöse Flüssigkeitsaustritte in die Alveolen und kleine Blutungen können entstehen. In den Alveolarsepten sind in dieser Phase nur einzelne Leukozyten zu beobachten. Durch die interstitielle Flüssigkeitsansammlung wird die Dehnbarkeit der Alveolarwand bei den Atembewegungen behindert. Da die Ausschleusung der oberflächenaktiven Substanzen von der Oberflächenspannung abhängig ist, ergeben sich aus der Behinderung der Dehnbarkeit der Alveolarwand Veränderungen des Oberflächenepithels und der Pneumozyten II. Das Surfactantmaterial löst sich von der Alveolarwand ab und erscheint als lamellär geschichtete Struktur in den Alveolarlichtungen. In den Pneumozyten II werden vermehrt oberflächenaktive Substanzen gebildet und als Reaktion auf die veränderte Oberflächenspannung auch vermehrt abgegeben. Da aber eine ordnungsgemäße Spreitung dieses Materials auf Grund der Veränderungen an den Alveolarsepten nicht erfolgen kann, sammelt es sich zunächst in der Alveolarlichtung an. Als Reaktion auf die Aggregation von Surfactantmaterial in der Alveolarlichtung entsteht eine Emigration von Makrophagen in das Alveolarlumen. Diese phagozytieren das Surfactantmaterial und schließen es in Form von Phagosomen mit lamellär geschichteten Membranen in das Zytoplasma ein.

Die durch das Surfactantmaterial vermittelte Makrophagenreaktion ist wahrscheinlich für die Aktivierung der Fibroblasten im Interstitium von entscheidender Bedeutung. Bei der Makrophagenreaktion werden Enzyme, vor allem Proteasen freigesetzt, die eine Aktivierung der Fibroblasten hervorrufen. Experimentell konnte gezeigt werden, daß bei der Fibrose die Fibroblastenaktivierung stets in enger räumlicher Beziehung zur Nekrose von Makrophagen auftritt. Diese Nekrosen entstehen intraalveolär und interstitiell wahrscheinlich durch die Phagozytose des überschüssigen Surfactantmaterials. Durch die Fibroblastenaktivierung wird eine Faserneubildung ausgelöst und die protrahierte Vernarbung in Gang gesetzt und unterhalten. Die Zunahme des interstitiellen Infiltrates trägt zu einer Verbreiterung der Alveolarsepten bei. Die Kapillaren werden weit von der Innenseite des Alveolarepithels abgedrängt. Es entwickelt sich durch die Verbreiterung der Alveolarmembran eine ausgeprägte Behinderung des Gasaustausches. Das morphologische Bild der Fibrose und die klinische Symptomatik wird von der Ausdehnung der interstitiellen Faservermehrung bestimmt und stellt ein zunehmend vernarbendes Endstadium einer interstitiellen entzündlichen Reaktion dar, bei der der im Überschuß vorhandene Surfactant die entscheidende Makrophagenreaktion steuert.

Abb. 57
Alveoläre Pneumonie. Leukoyztenreiches, intraalveoläres und herdförmig auch interstitiell angeordnetes Infiltrat. In der Alveolarlichtung in unterschiedlich großen Komplexen angeordnetes ausgefallenes Surfactantmaterial. ▷
Transmissionselektronenmikroskopische Aufnahme
Vergrößerung: 4400 ×

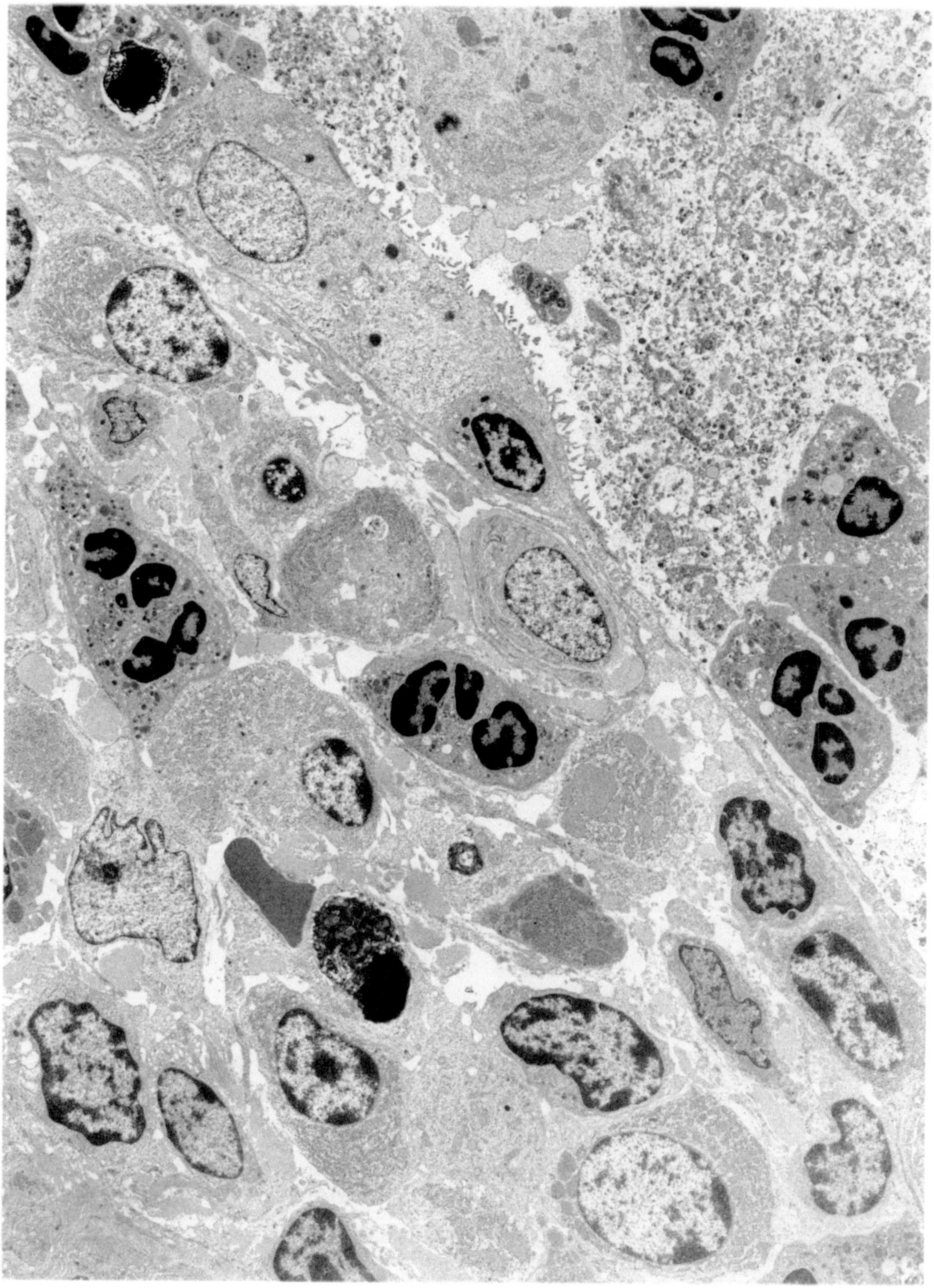

Abb. 58
Dystelektatische Alveole bei alveolärer Pneumonie. Neben Emigration von Leukozyten und Makrophagen in die Alveolarlichtung Ödemabscheidung. Im Ödem von der Alveolarwand abgelöstes Surfactantmaterial. Im Exsudat zerfallende Makrophagen, die in Phagolysosomen z. T. abgebaute Bakterienfragmente enthalten (Pfeile).
Transmissionselektronenmikroskopische Aufnahme
Vergrößerung: 5000 ×

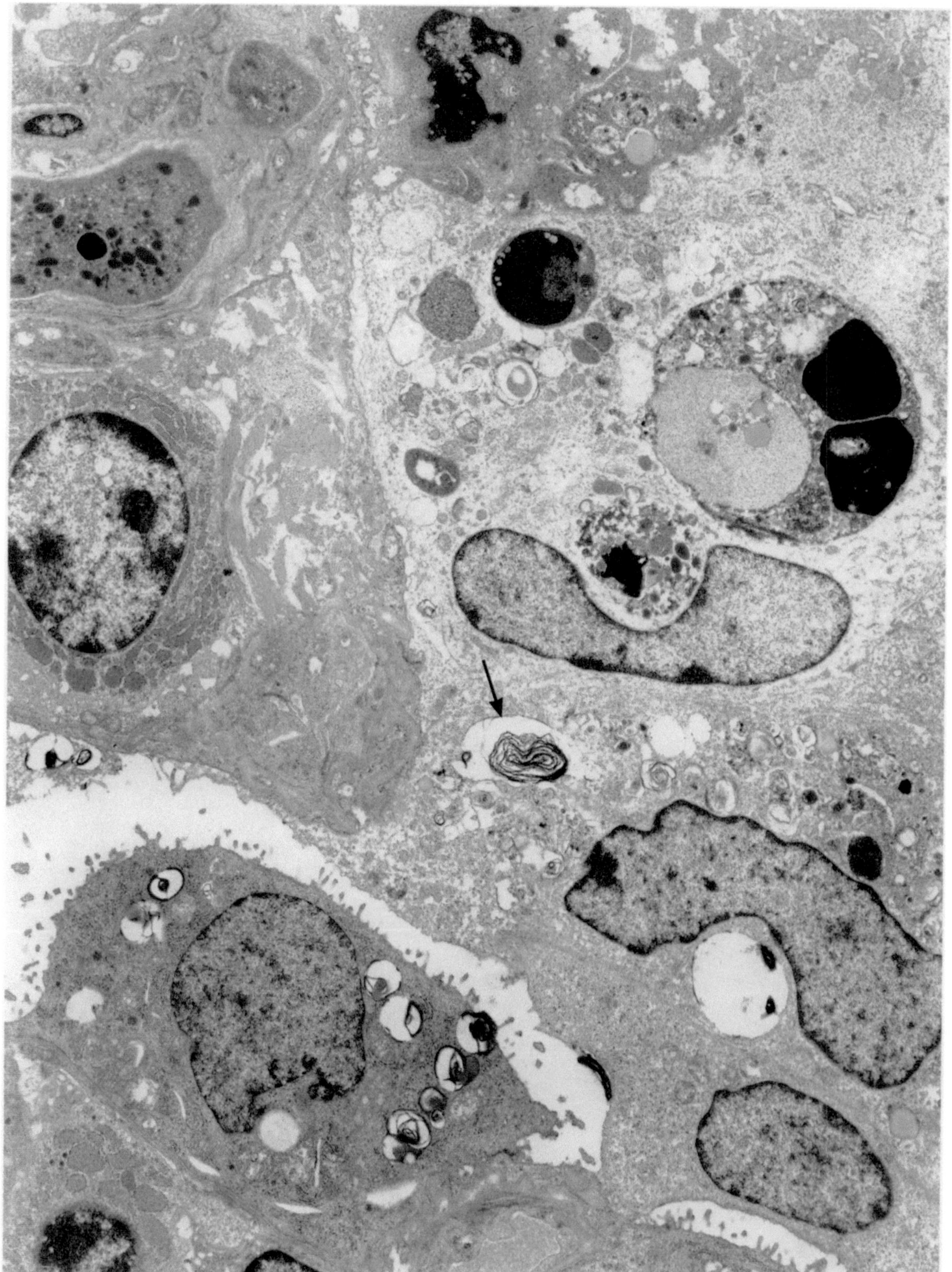

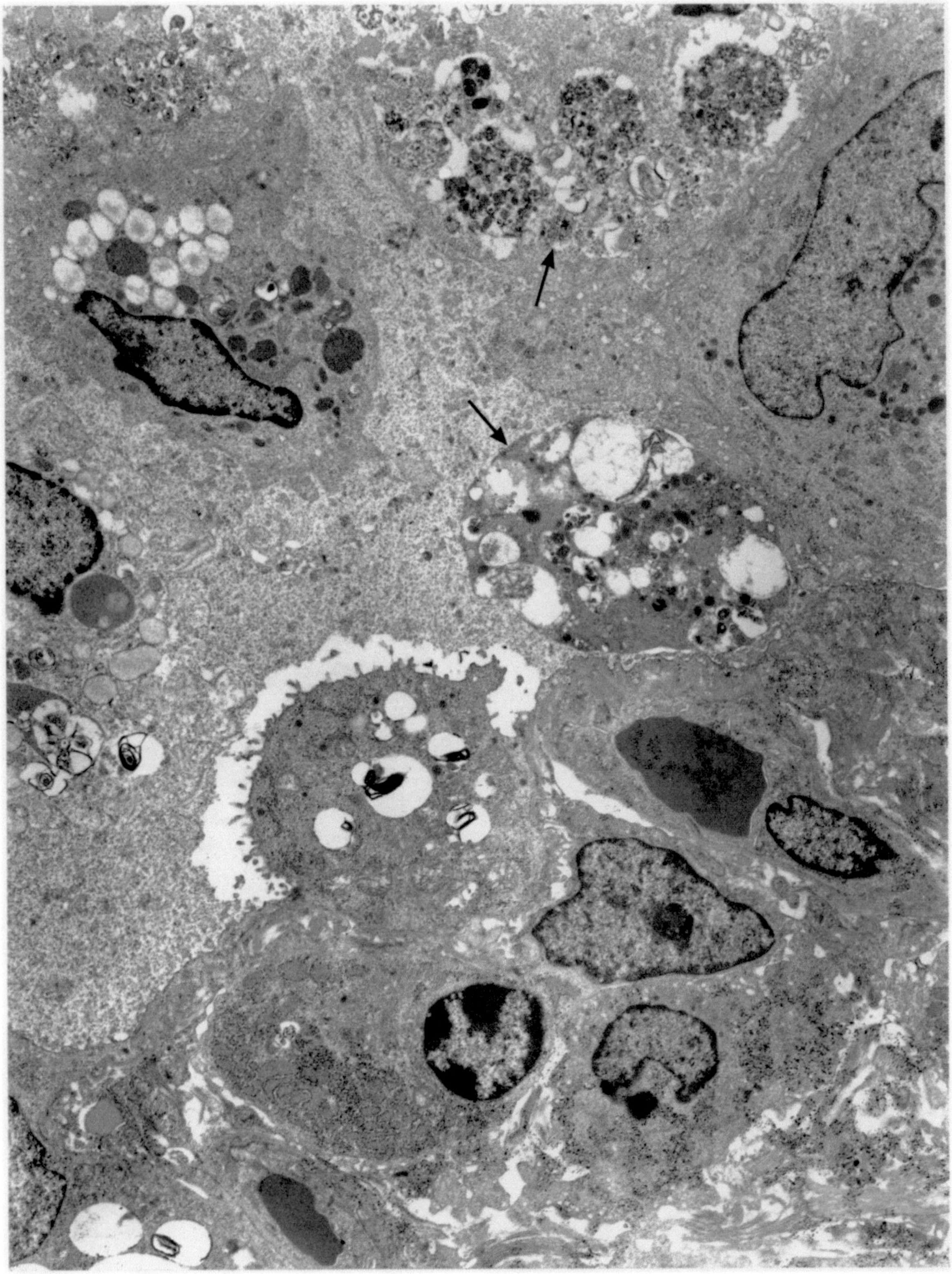

◁ Abb. 59

Alveoläre Pneumonie. Im Exsudat Makrophagen mit unterschiedlich großen Komplexen aus phagozytiertem Surfactant (Pfeil). Daneben in einzelnen Makrophagen in Abbau stehende nekrotische Granulozyten.

Transmissionselektronenmikroskopische Aufnahme
Vergrößerung: 6300 ×

Abb. 60

Ausgefälltes und aggregiertes Surfactantmaterial in einem Alveolargang. Das kontrastreiche Material ist z. T. in lamellären Strukturen, z. T. in schaumartige Bläschen angeordnet.

Transmissionselektronenmikroskopische Aufnahme
Vergrößerung: 6600 ×

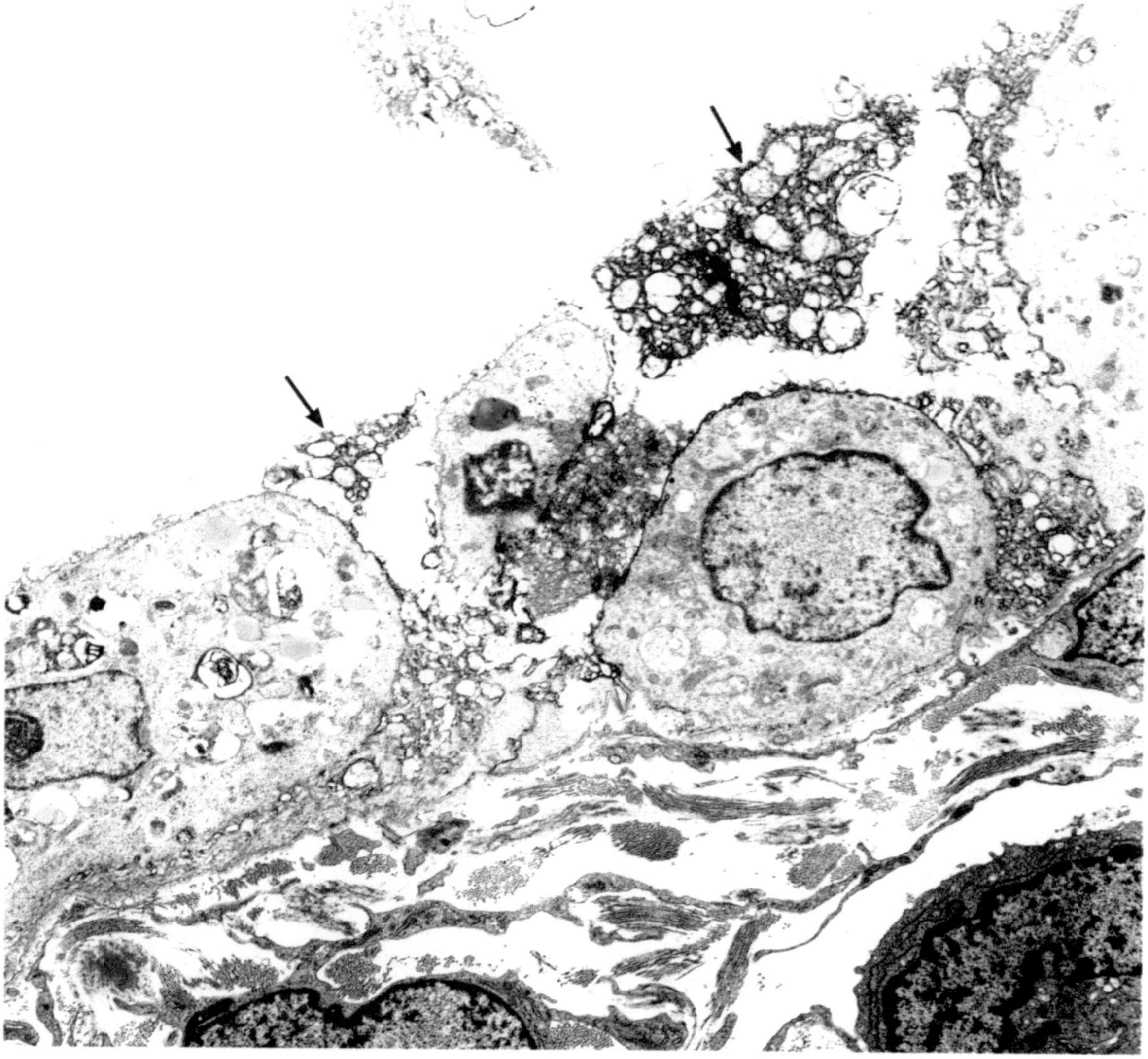

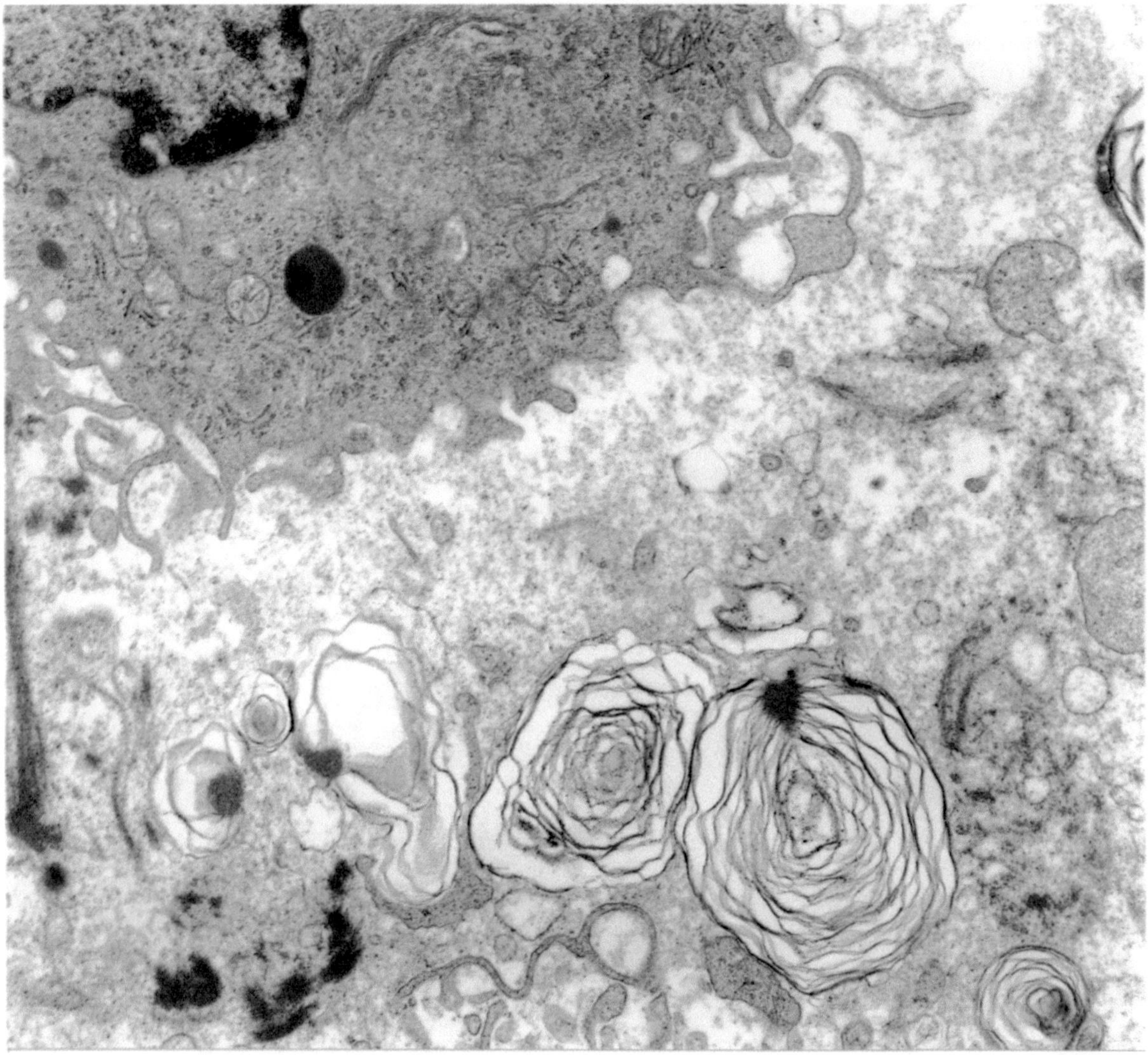

Abb. 61

Makrophage im alveolären Exsudat bei einer floriden Pneumonie. Die Zytoplasmaausläufer des Makrophagen nähern sich ausgefälltem Surfactantmaterial, das in der Alveole frei in lamellären Strukturen angeordnet ist.
Transmissionselektronenmikroskopische Aufnahme
Vergrößerung: 17 500 ×

Abb. 62

Pneumozyt II bei einer interstitiellen Pneumonie. Auf der linken Seite des Bildes angeschnittenes Interstitium eine Kollagenfaservermehrung. In einem Pneumozyten eine ausgeprägte Retention von Surfactantmaterial mit Bildung großer Komplexe aus Lamellenkörpern. ▷
Transmissionselektronenmikroskopische Aufnahme
Vergrößerung: 8000 ×

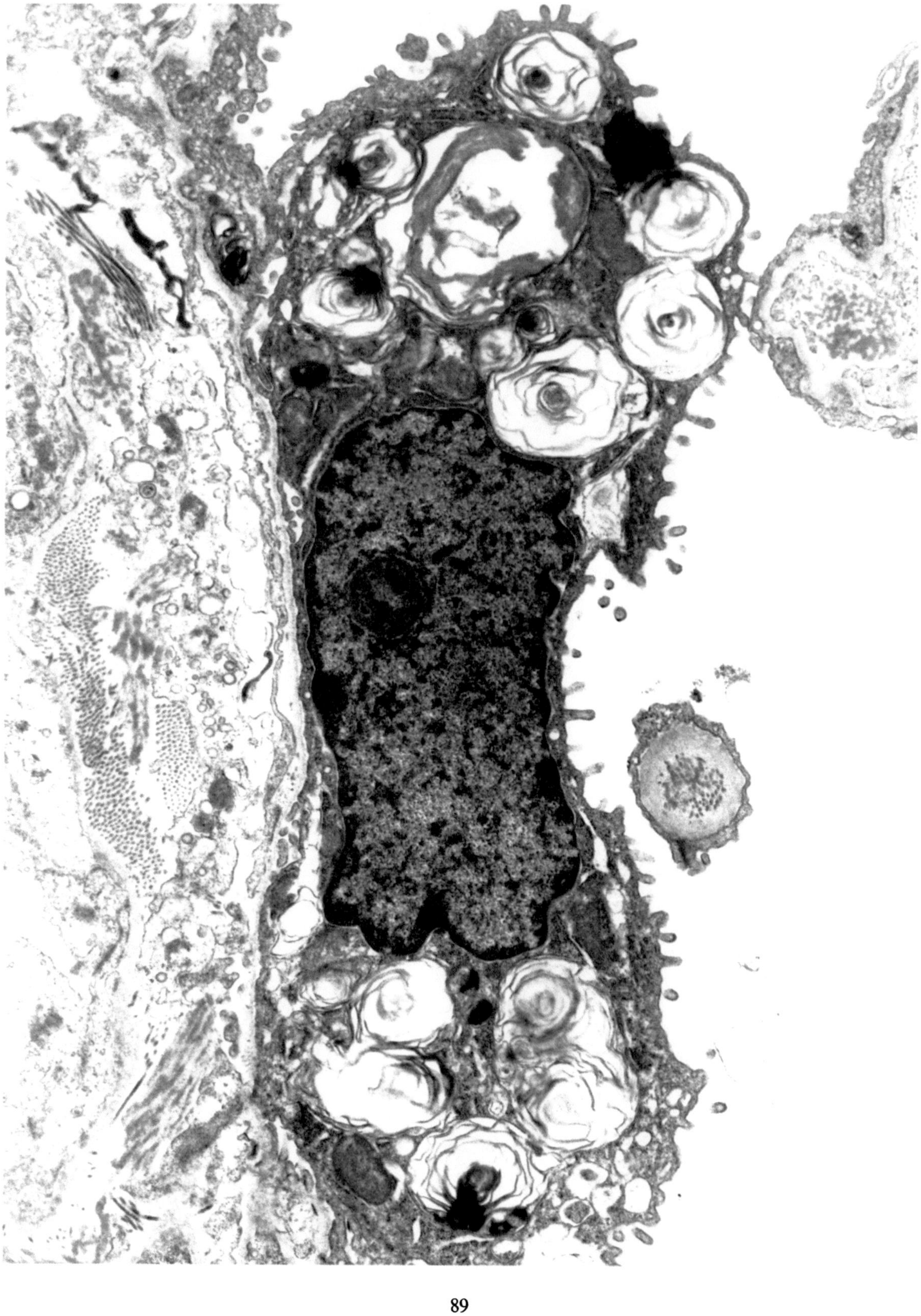

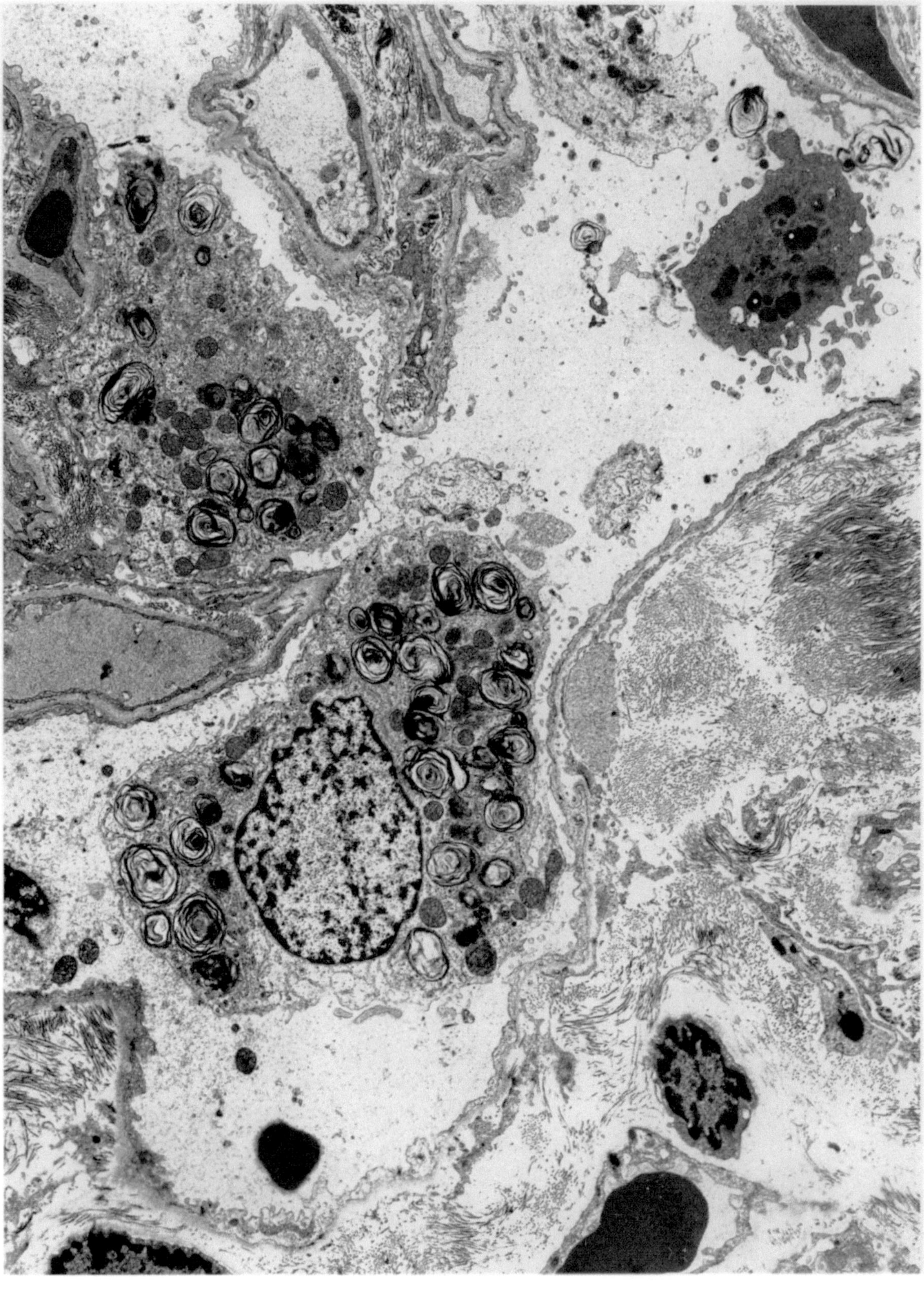

7.5. Surfactantsystem bei Pneumokoniosen (Abb. 64–69)

Unter dem Begriff Pneumokoniosen werden die Erkrankungen der Lunge zusammengefaßt, die durch inhalierten Staub ausgelöst worden sind (Könn 1983). Die Aufnahme von anorganischem und organischem Staub hat vor allem bei beruflichen Staubexpositionen eine besondere Bedeutung. Sie kann zu einer ausgedehnten interstitiellen Fibrosierung mit Ausbildung einer respiratorischen Insuffizienz führen.

Der größte Teil des inhalierten Staubes wird über die bronchialen Reinigungsmechanismen eliminiert. Staubteilchen mit einem Durchmesser von unter 5 µm können die Barriere der bronchialen Clearance überwinden und in das Alveolarsystem gelangen. Die Wirkung des in die Alveolen gelangten Staubes ist abhängig von der aktuell in das Alveolarsystem gelangten Staubmenge, der Form und Größe der Staubteilchen und von ihrer chemischen Zusammensetzung. Ein Teil des Staubes kann auch aus dem Alveolarsystem über die hier wirksamen Reinigungsmechanismen, vor allem nach Phagozytose in den Alveolarmakrophagen abtransportiert werden. Es zeigt sich jedoch, daß die Makrophagenreaktion auch für die krankhaften Veränderungen verantwortlich ist. Die Reaktion zwischen Staub und Makrophagen und die Reaktion zwischen Makrophagen und Fibroblasten bestimmt die Ausdehnung und Form der geweblichen Reaktion.

Die in die Alveolen gelangten Staubpartikel werden von Makrophagen über den Vorgang der Phagozytose in das Zytoplasma eingeschlossen. Systematische experimentelle Untersuchungen haben gezeigt, daß dem Surfactant bei der Wirkung des Staubes an den Makrophagen und bei der Staubelimination eine besondere Rolle zukommt (Allison 1974, Curti 1971, Heppleston et al. 1972).

Immunofluoreszenzmikroskopisch läßt sich dabei nachweisen, daß z. B. Quarzteilchen und Asbestfasern nach Applikation in einem Aerosol in der Alveole von Phosphatidylcholin eingehüllt werden. Elektronenmikroskopisch ist zu ermitteln, daß bei der Inhalation von Schweißschmauch bei Elektroschweißern Staubteilchen in den Phagosomen der Alveolarmakrophagen regelmäßig zusammen mit lamellären Strukturen auftreten, die im Aufbau dem Surfactantmaterial entsprechen. Auch kolloidale Teilchen wie z. B. Eisendextran werden regelmäßig mit Surfactantanteilen in die Phagosomen eingeschlossen.

Wahrscheinlich begünstigt die Surfactantumhüllung der einzelnen Staubpartikel oder Staubkomplexe ihren Kontakt mit der Zellmembran der Makrophagen. Nach Bildung einer mundartigen Einsenkung der Zellmembran werden die Staubteilchen in die Zellmembran eingeschlossen und in Phagosomen in die tieferen Abschnitte des Zytoplasmas verlagert. An die Phagosomen legen sich die primären Lysosomen, die lytische Enzyme enthalten, an und geben ihren Enzymanteil in die Phagosomen ab. Es entstehen auf diese Weise die Phagolysosomen.

Die licht- und elektronenmikroskopischen Befunde lassen den Schluß zu, daß der Surfactantanteil wahrscheinlich durch die lytischen Enzyme abgebaut wird. Die Staubteilchen können in der Regel von den Enzymen nicht angegriffen werden. Sie werden

◁ Abb. 63
Ausfällung nicht gespreiteten Surfactantmaterials bei ausgeprägter interstitieller Fibrose im fortgeschrittenen Stadium einer interstitiellen Pneumonie. In den Alveolarlichtungen Aggregation von Alveolarmakrophagen. Die Makrophagen enthalten in dichter Anordnung in Lamellenkörpern phagozytiertes Surfactantmaterial im Interstium dicht angeordnete Kollagenfaserbündel im Interstitium.
Transmissionselektronenmikroskopische Aufnahme
Vergrößerung: 3200 ×

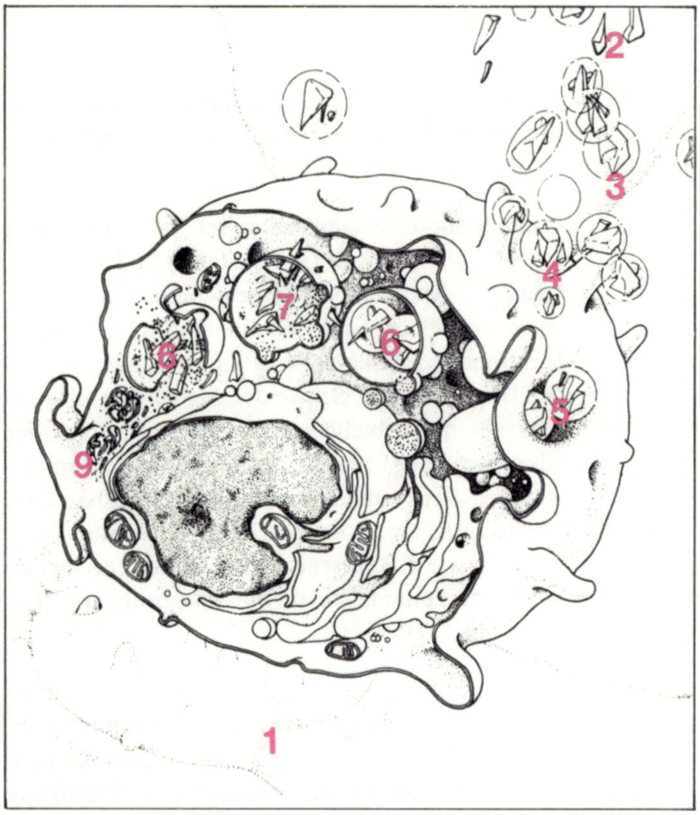

Abb. 64
Wirkung des Surfactant bei der Pathogenese der Pneumokoniosen. Dreidimensionale Reproduktion. Die in die Alveolen gelangten Partikel werden von Surfactantmaterial eingehüllt. Der Surfactant begünstigt den Kontakt der eingehüllten Staubteilchen mit der Zellmembran der Makrophagen. Die Staubteilchen werden zusammen mit dem Surfactant über eine mundförmige Öffnung der Zelloberfläche in das Zytoplasma verlagert und in Phagosomen eingeschlossen. Den Phagosomen legen sich primäre Lysosomen an. Durch die lysosomalen Enzyme werden die Surfactantanteile abgebaut. Die freigelegten Staubteilchen können direkt mit der Membran der Phagolysomen reagieren. Durch Lyse der Phagolysosomenmembran werden die lytischen Enzyme freigesetzt und leiten einen Abbau der interzytoplasmatischen Strukturen ein, der bis zur Nekrose des Makrophagen führt.

1 = Oberfläche des Alveolarepithels mit gespreitetem Surfactant
2 = In die Alveole eintretende Staubpartikel
3 = Umhüllung der Staubteilchen
4 = Kontakt der Staubteilchen mit der Zellmembran des Makrophagen
5 = Einschleusung der Staubteilchen über eine mundförmige Öffnung in das Zytoplasma des Makrophagen
6 = Bildung von Phagolysosomen
7 = Auflösung des Surfactantanteils in den Phagolysosomen, direkte Reaktion der Staubpartikel mit der Membran der Granula
8 = Lyse der Phagolysosomenmembran und Freisetzung der lytischen Enzyme der Phagolysosomen
9 = Auflösung der intrazytoplasmatischen Strukturen

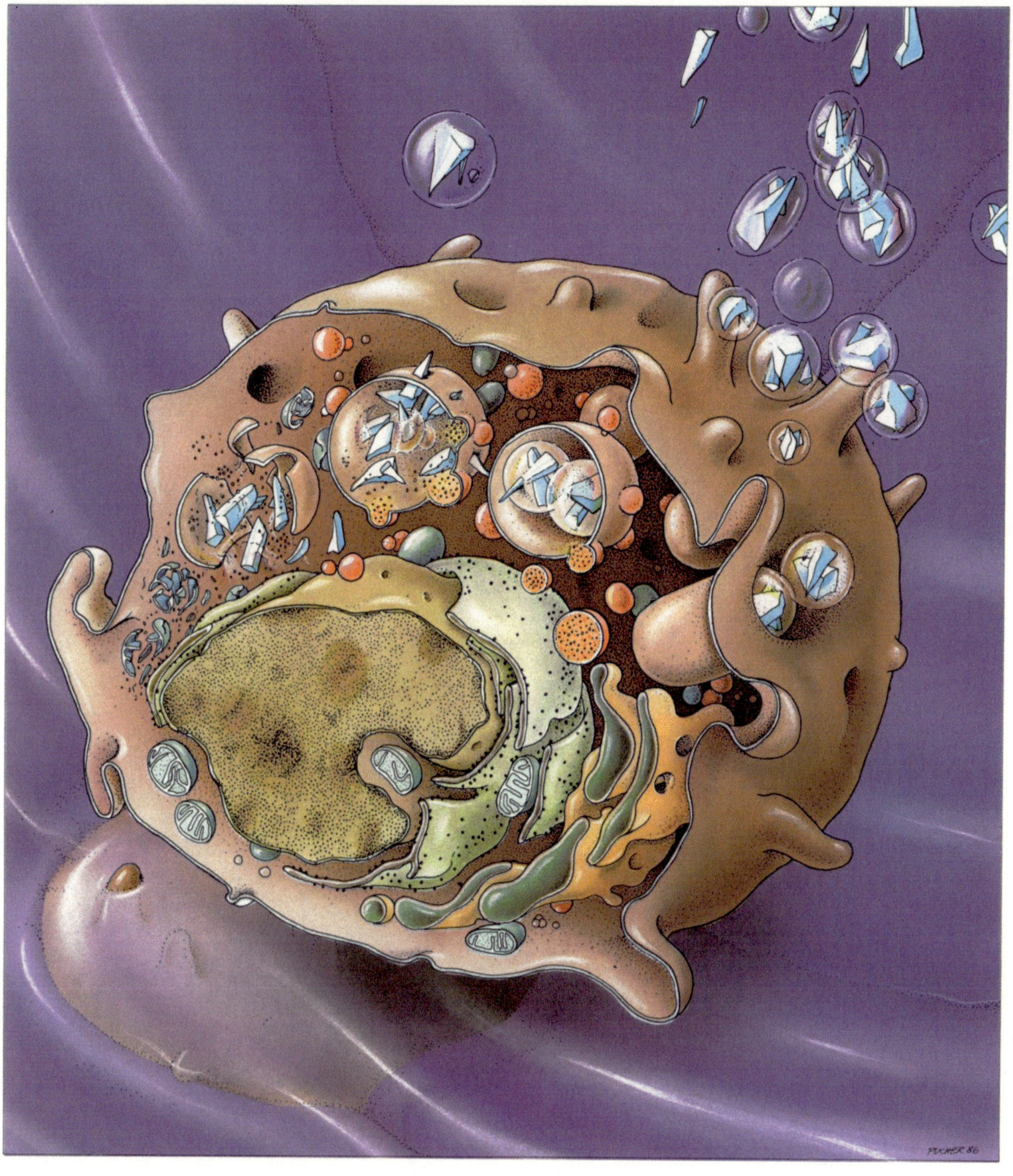

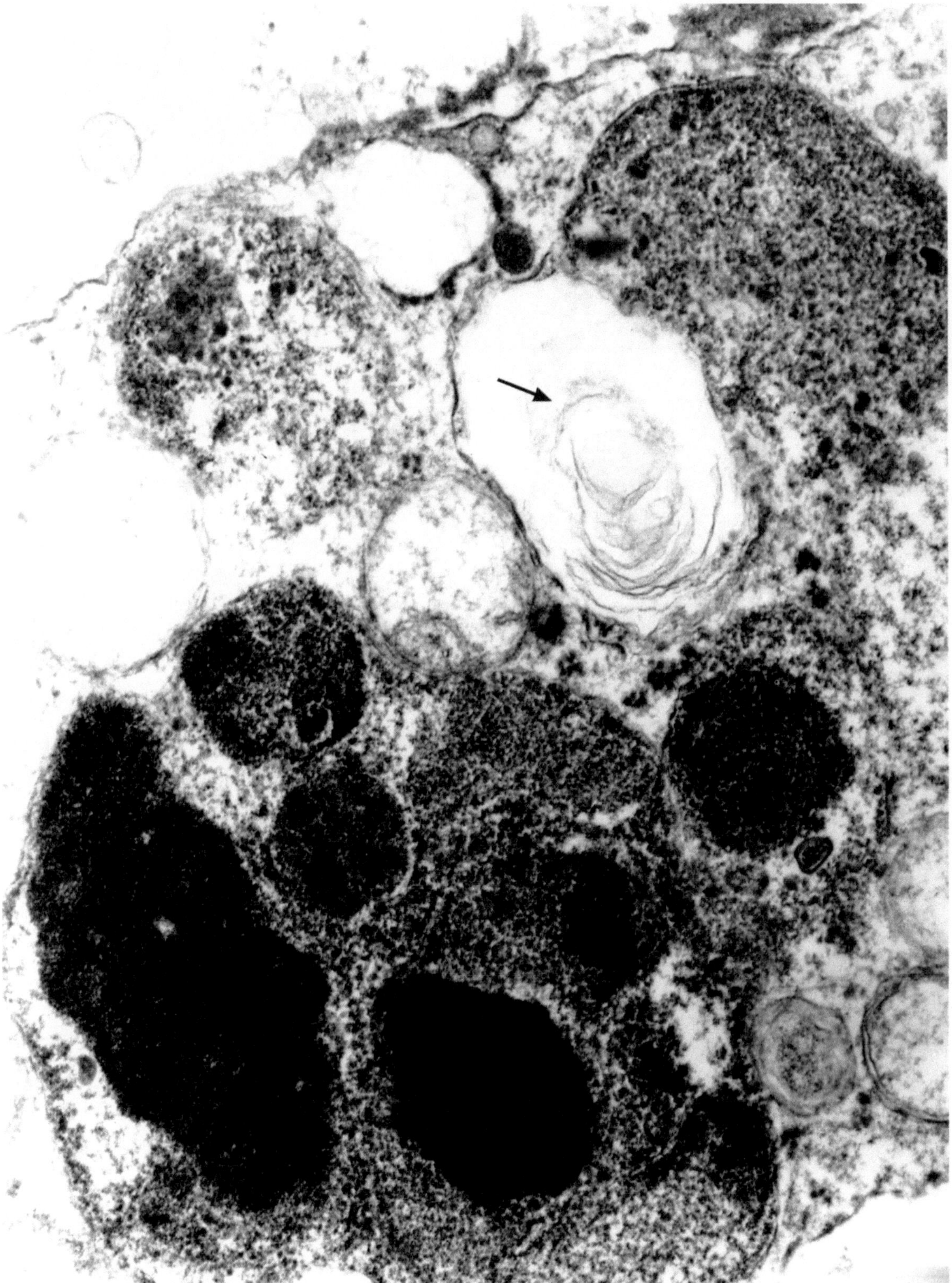

jedoch in den Phagolysosomen durch die Enzyme freigelegt und können nun direkt mit den Membranen der Phagolysosomen reagieren. Dadurch werden die Membranen der Phagolysosomen aufgelöst. Die lytischen Enzyme werden in die zytoplasmatische Matrix freigesetzt und bewirken einen lytischen Abbau der zytoplasmatischen Strukturen bis zu einer vollständigen Auflösung der Einzelzelle, zur Makrophagennekrose.

Dieser Vorgang ist für den zytotoxischen Effekt des Staubes an den Makrophagen verantwortlich.

Der durch die Inhalation in die Alveolen gelangte Staub kann über Erosionen der Alveolarwand in das Interstitium der Lunge gelangen. Er wird hier in Makrophagen eingeschlossen. Auch hier wird eine Makrophagenreaktion eingeleitet, bei der die zytotoxische Staubwirkung nach Abbau des Surfactantanteils in den Phagolysosomen voll in Gang kommt. Bei der Makrophagennekrose werden die im Zytoplasma enthaltenen Enzyme, vor allem Proteasen freigesetzt, die eine Aktivierung der Fibroblasten des Interstitiums und eine Faserneubildung anregen. Es entwickelt sich im Interstitium durch die sich ständig wiederholende Staubfreisetzung bei der Makrophagennekrose und ihrer erneuten Phagozytose ein von einer erneuten Staubaufnahme unabhängiger Regelkreis, der eine protrahierte Vernarbung im Reaktionsbereich unterhält und für die Ausbildung der interstitiellen Fibrose verantwortlich zu machen ist (Morgenroth u. Mitarb. 1985).

Experimentelle Beobachtungen haben gezeigt (Serra u. Zavattini 1981), daß durch die medikamentöse Stimulation der Surfactantsynthese die alveoläre Clearance bei Staubexposition, vor allem bei Quarzinhalation, signifikant gesteigert wird.

Der Surfactant hat auf der beschriebenen Basis bei der Abwehrreaktion gegen Stäube, die mit der Atemluft ständig aufgenommen werden, in der Auseinandersetzung unseres Organismus mit diesem Umweltfaktor einen bedeutenden Stellenwert.

◁ Abb. 65
Phagolysosomen in einem intraalveolären Makrophagen bei einem Elektroschweißer. Die in den Phagolysosomen angeordneten granulären Staubanteile liegen in unmittelbaren Kontakt zu Surfactantmaterial (Pfeil). Daneben in der intrazytoplasmatischen Matrix primäre Lysosomen, die sich den Phagosomen anlegen.
Transmissionselektronenmikroskopische Aufnahme
Vergrößerung: 58000 ×

Abb. 66
Nekrotischer Makrophage im Interstitium im Bereich einer Fibrose bei einem Elektroschweißer. Die Phagolysosomenmembran ist durch den zytotoxischen Effekt der inkorporierten Staubpartikel z. T. aufgelöst. Die Zellmembran ist unterbrochen. Einzelne Staubpartikel werden in die intrazytoplasmatische Matrix freigesetzt.
Transmissionselektronenmikroskopische Aufnahme
Vergrößerung: 7800 ×

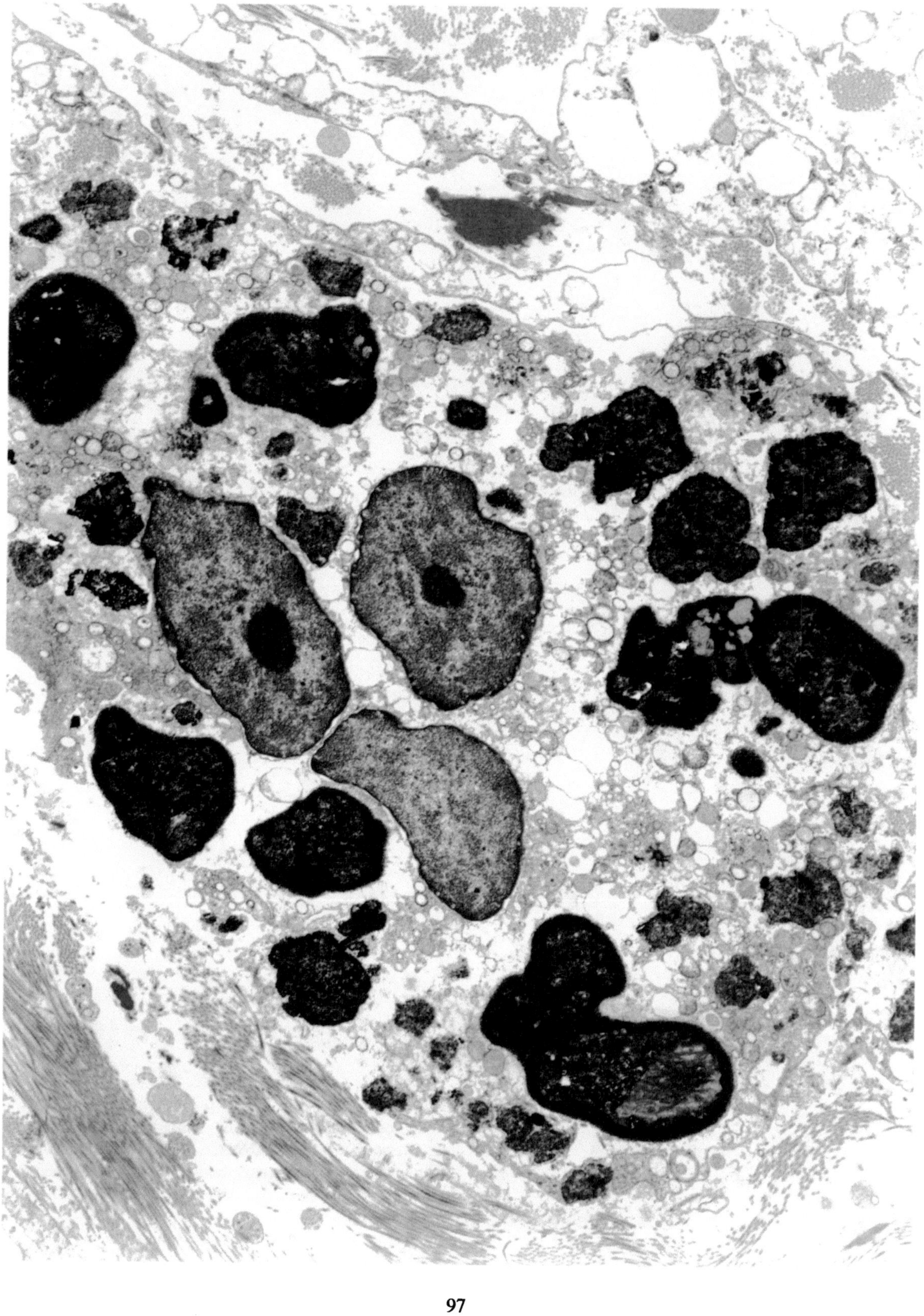

Abb. 67
Phagosom in einem interstitiellen Makrophag bei einer Silikose. Die von Surfactant entblößten Staubpartikel reagieren direkt mit der Lysosomenmembran. Sie ist in einzelnen Abschnitten unterbrochen. Auf der rechten Hälfte der angetroffene Zellkern.
Transmissionselektronenmikroskopische Aufnahme
Vergrößerung: 58 000 ×

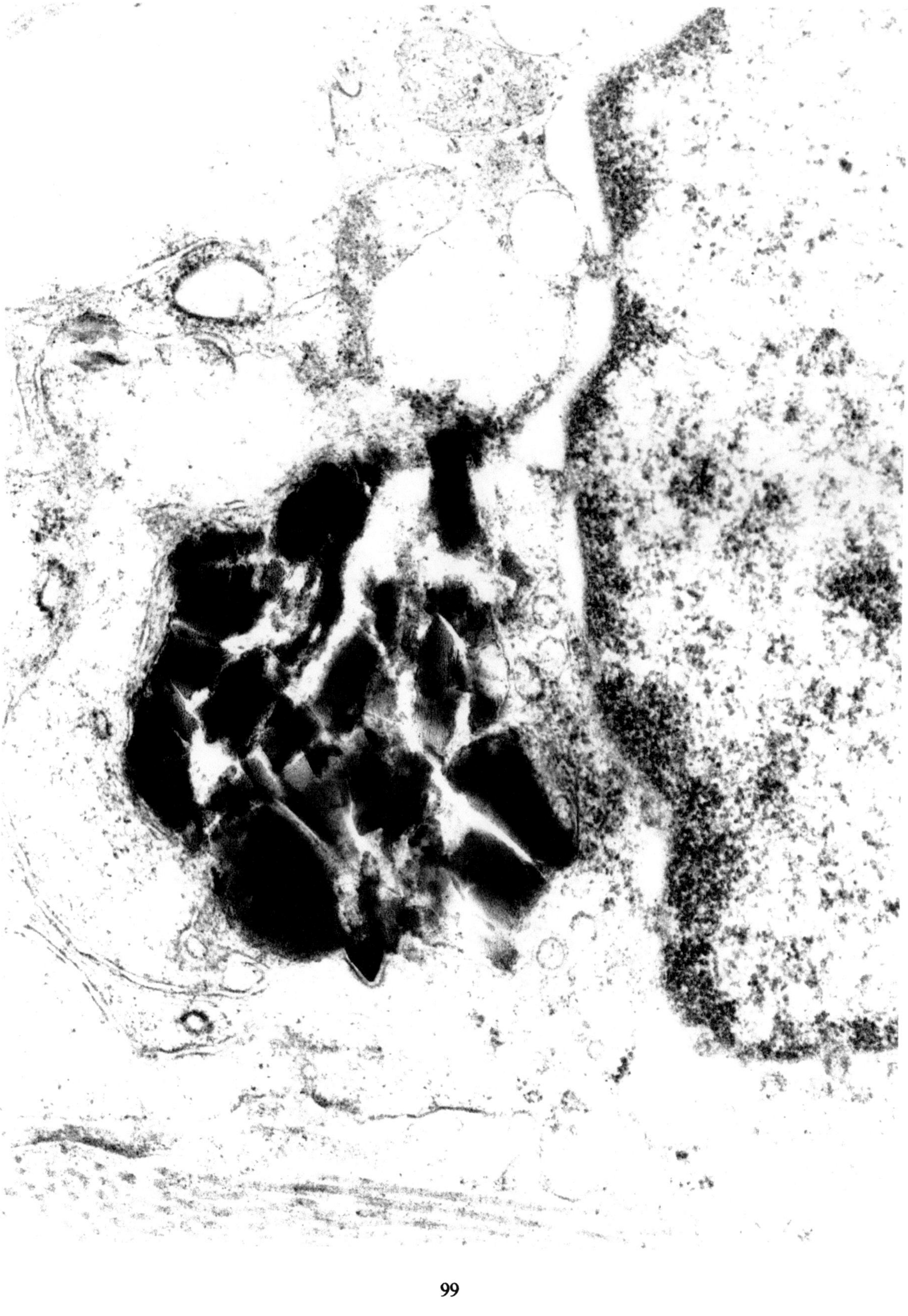

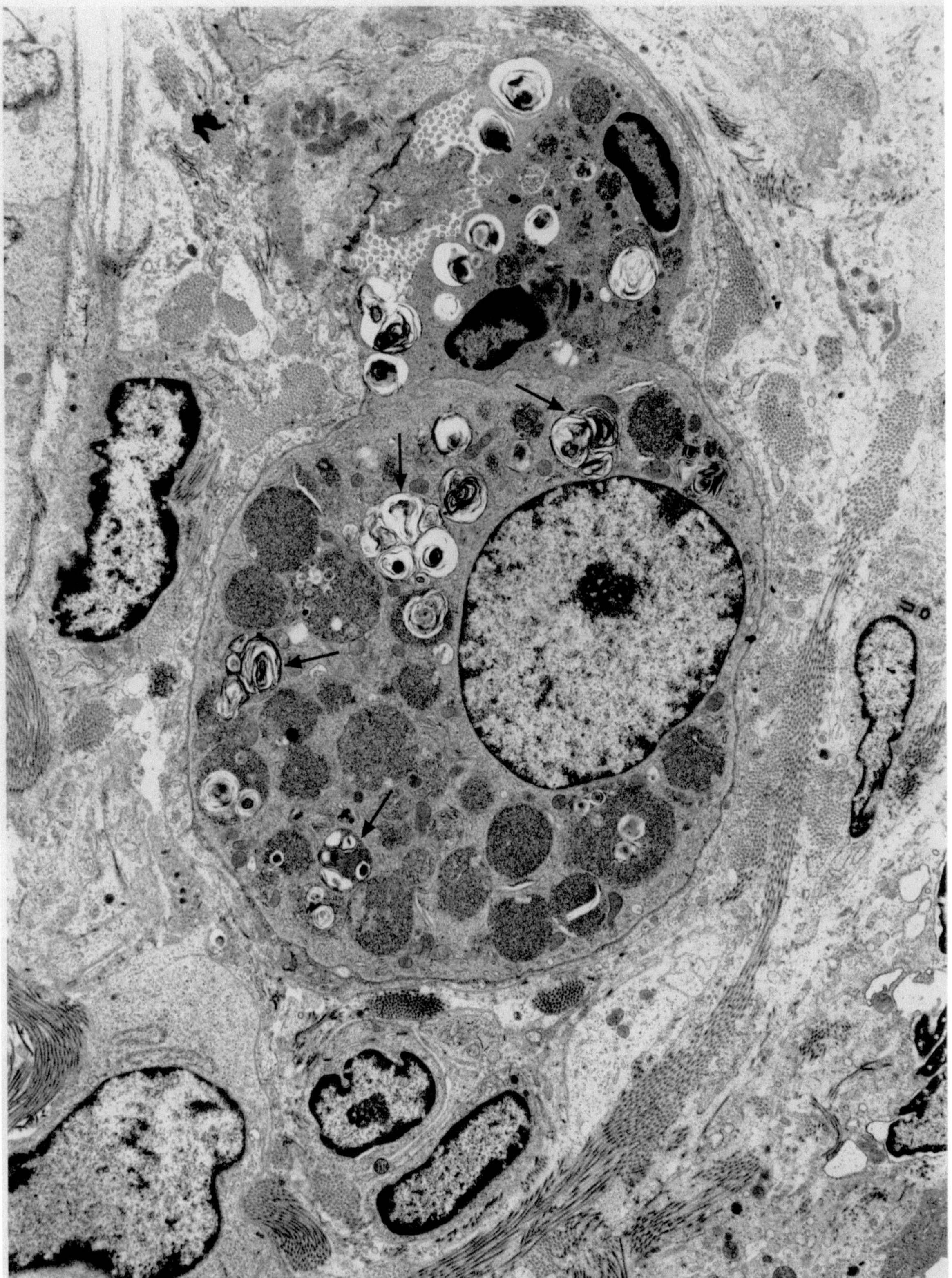

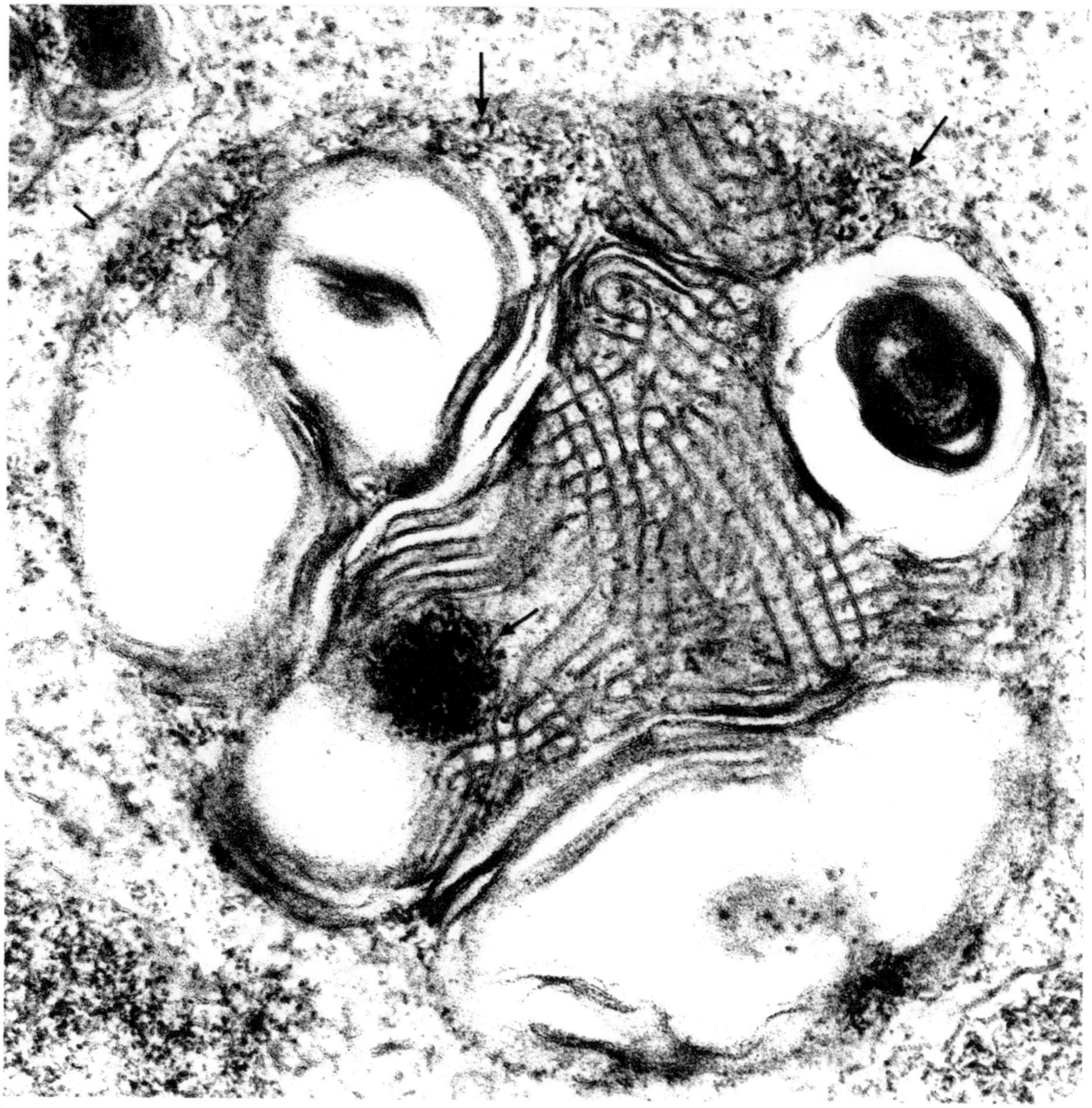

◁ Abb. 68

Phagozytose von kolloidalem Material im Experiment. Interstitieller Makrophage nach intrabronchialer Applikation von Eisendextran. In den Phagolysosomen regelmäßig Surfactantanteile (Pfeile).

Transmissionselektronenmikroskopische Aufnahme
Vergrößerung: 5600 ×

Abb. 69

Phagolysosom eines Alveolarmakrophagen bei transbronchialer Applikation von Eisendextran. Neben den Makromolekülen der applisierten Substanz (Pfeile) z. T. lamellär geschichtetes, z. T. gitterförmig angeordnetes Surfactantmaterial in typischer lamellärer Struktur.

Transmissionselektronenmikroskopische Aufnahme
Vergrößerung: 105 000 ×

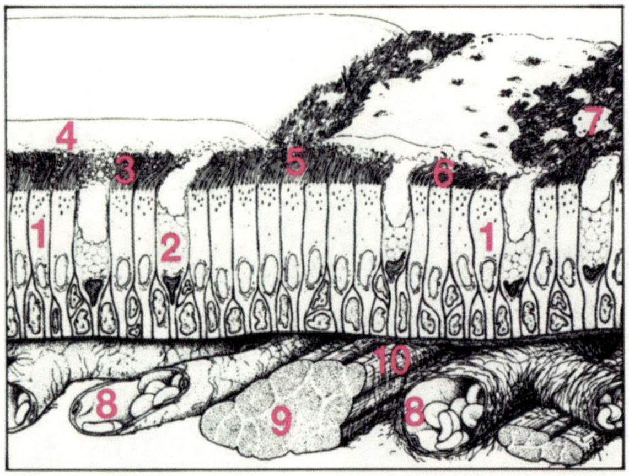

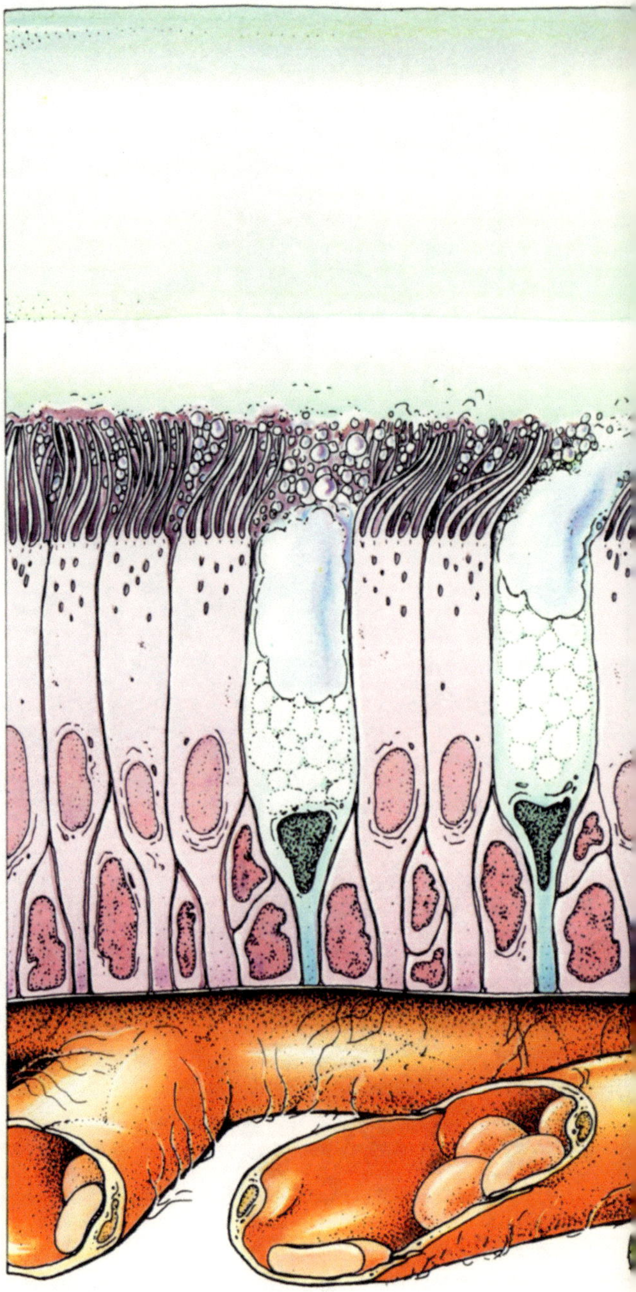

Abb. 70
Anordnung des Surfactant und Störungen des Surfactantsystems in der Bronchialschleimhaut.
In der Solphase der Mukusschichten liegt z. T. in schaumartiger Struktur, z. T. in Lamellen angeordnet Surfactantmaterial, der für die Regulation der Höhe der Solphase und für die Trennung von Sol- und Gelphase verantwortlich ist. Die Klebrigkeit des viskösen Sekretanteiles wird an der Grenze zwischen Sol- und Gelphase durch den hier angeordneten Surfactant herabgesetzt. Die Plaques der Gelphase sind dadurch durch die Zilienbewegung transportabel. Auf der rechten Bildhälfte Reduktion der Solphase mit Absinken der Gelphase auf das Bronchialepithel. Verklumpung der viskösen Sekretanteile der Gelphase und Vermischung mit dem Surfactantanteil.

1 = Zilienzellen des Bronchialepithels
2 = Becherzellen des Bronchialepithels und Becherzellentleerung
3 = Solphase der Mukusschicht mit Surfactantanteil in der Umgebung der Zilien
4 = Sekretplaque
5 = Freiliegende Zilienstruktur ohne Bedeckung durch Gelphase
6 = Absinken der Gelphase mit Fesselung der Zilien
7 = Verklumpung des viskösen Sekretanteils der Gelphase
8 = Kapillaren der Bronchialwand
9 = Glatte Muskulatur der Bronchialwand
10 = Subepitheliale Fibrose bei fortgeschrittener chronischer Entzündung

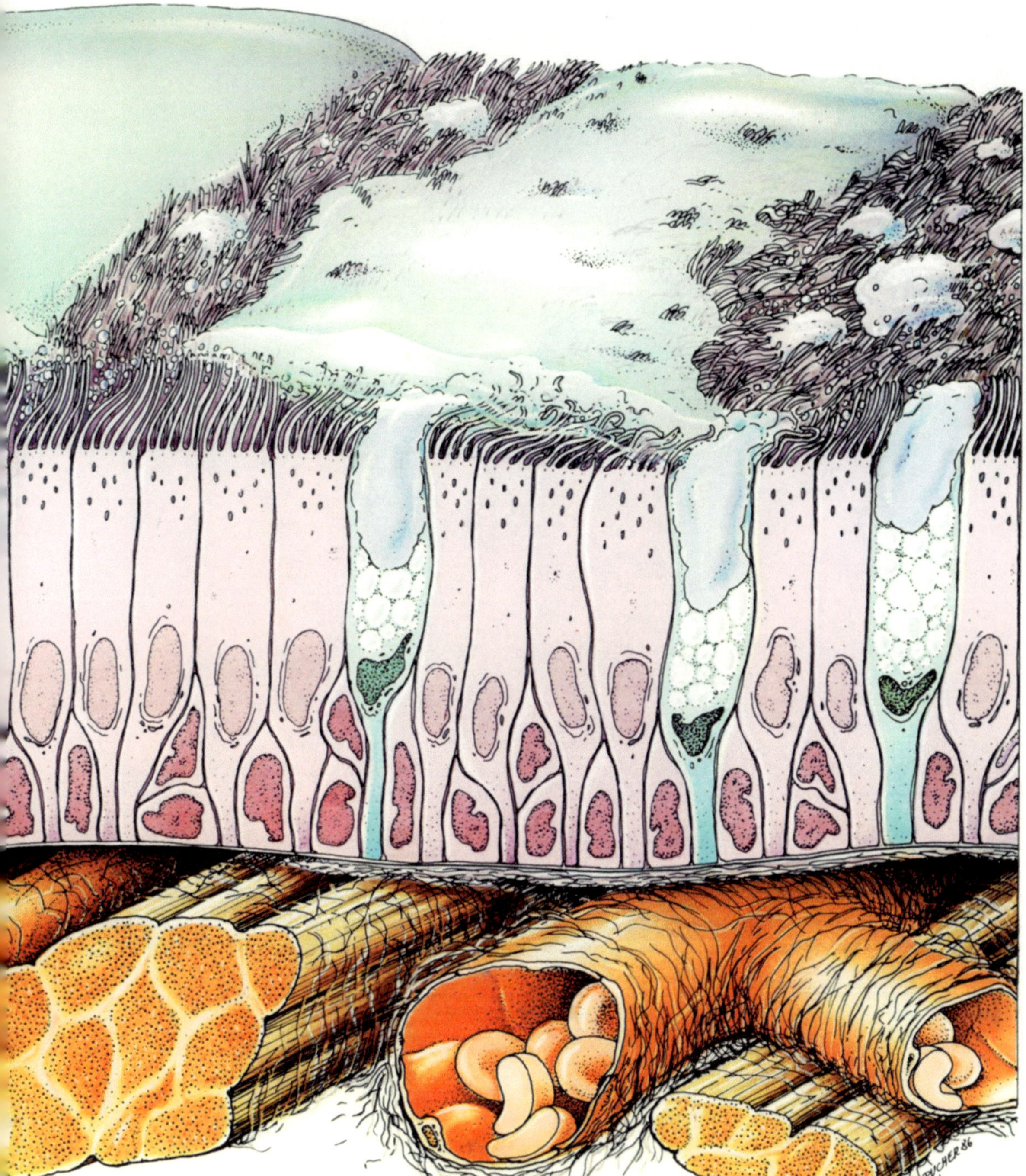
PUCHER '86

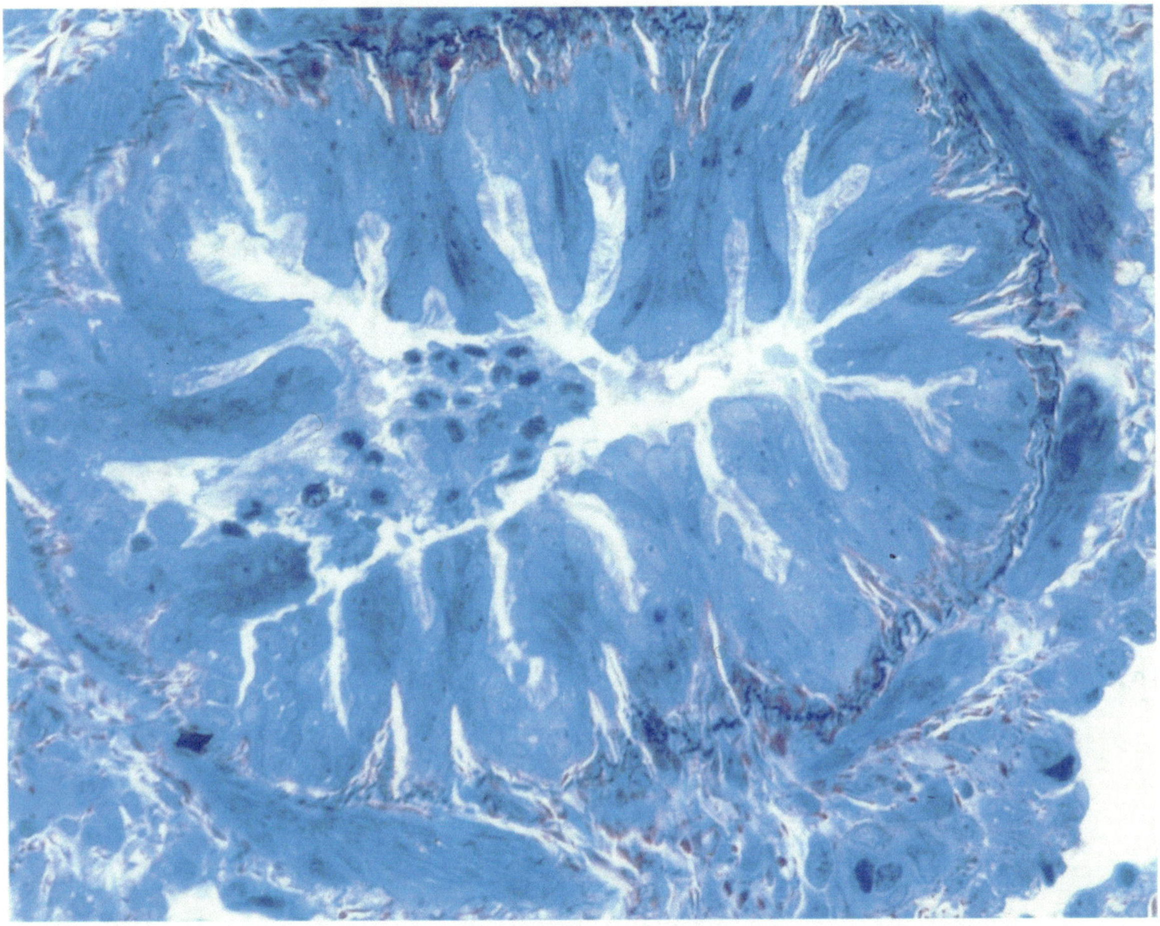

Abb. 71
Kollaps eines Bronchiolus mit gering ausgebildetem leukozytären Exsudat. Aufhaltung der Bronchiolusschleimhaut. Äußere Wandanteile der Bronchioluswand bestehend aus lockerem Bindegewebe und glatter Muskulatur.
Semidünnschnitt
Färbung: Basisches Fuchsin und Methylenblau
Vergrößerung: 420 ×

Abb. 72
Absinken der Gelphase der Mukusschichten auf die Epitheloberfläche. Die unregelmäßig getroffenen z. T. eingeknickten Zilien sind von feinfilamentärer visköser Sekretformation eingeschlossen. Sonst erhaltene intrazytoplasmatische Struktur der Zilienzellen. ▷
Transmissionselektronenmikroskopische Aufnahme
Vergrößerung: 25 000 ×

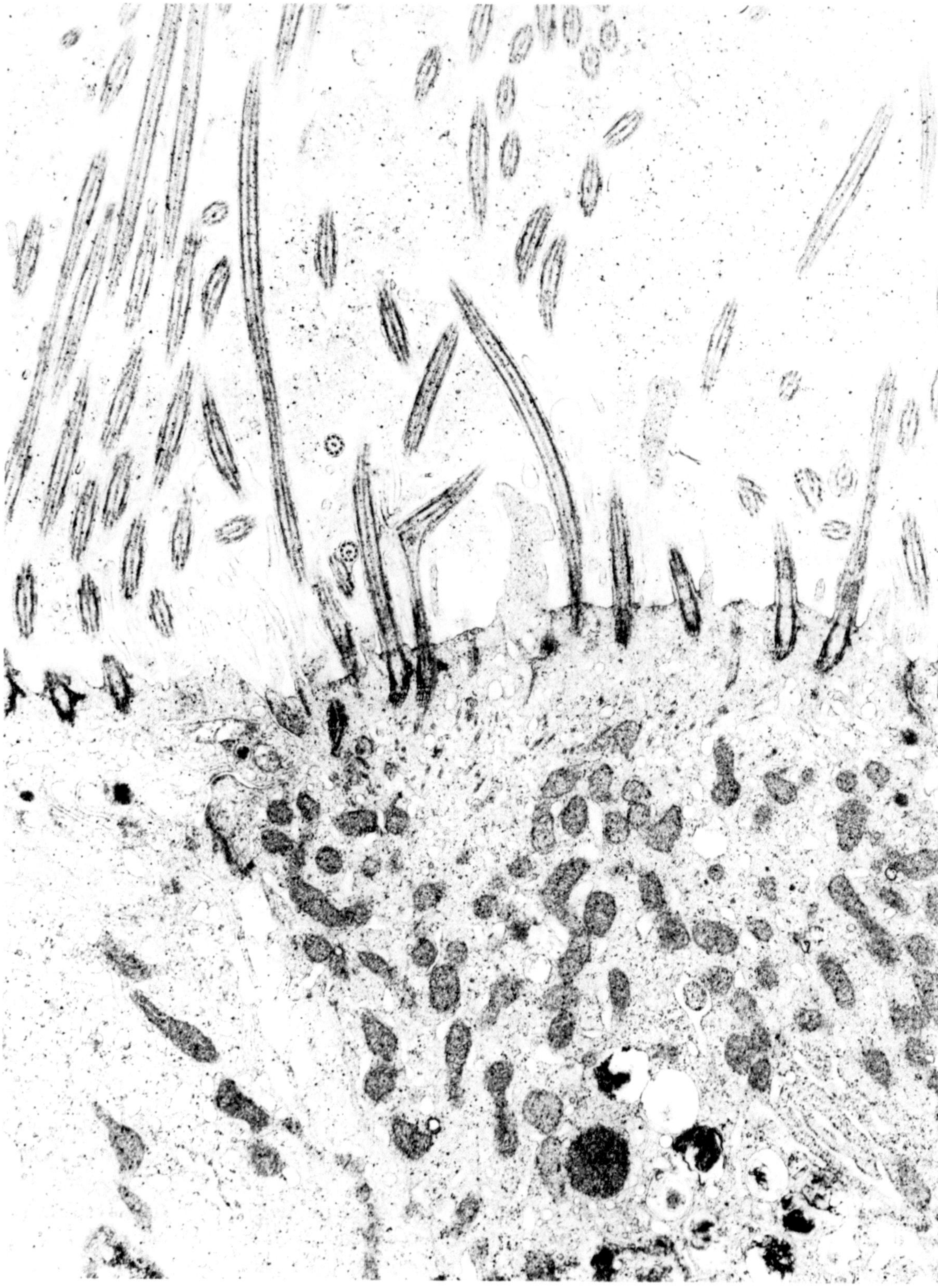

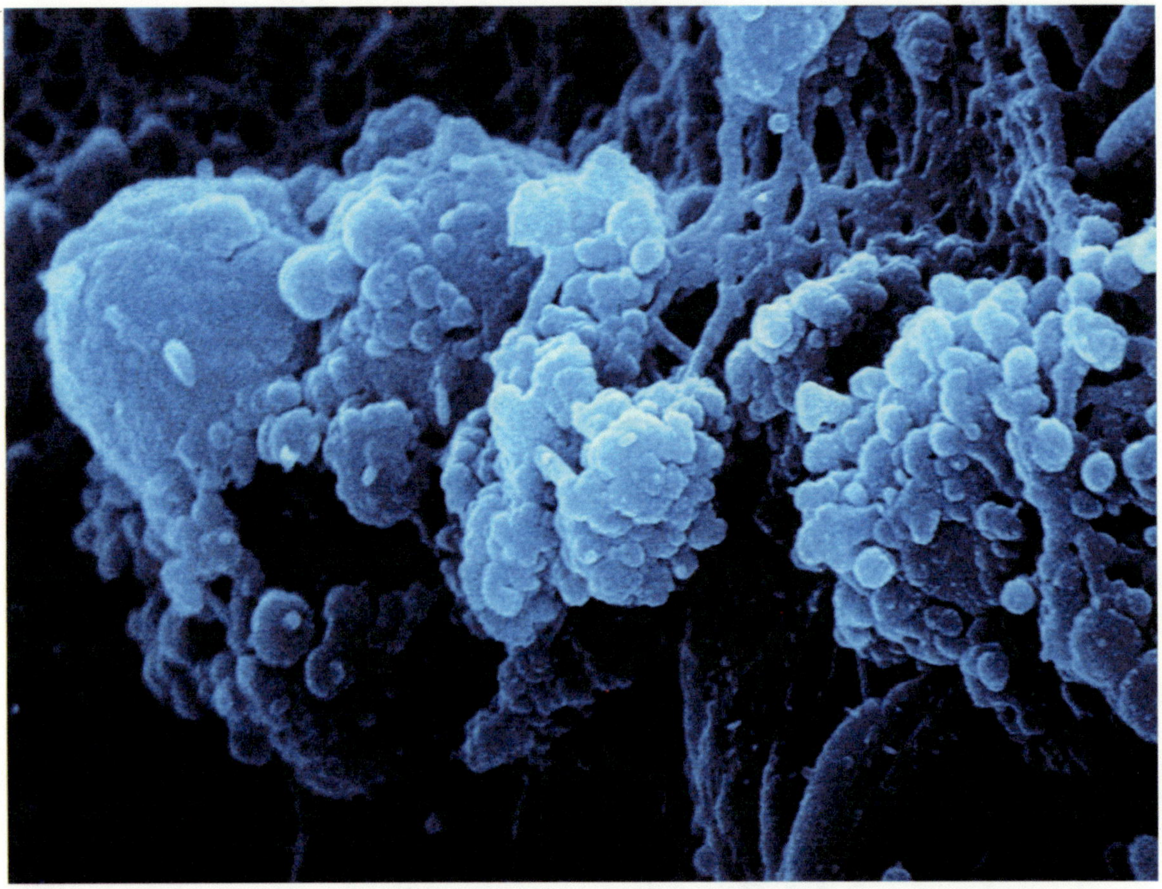

Abb. 73
Fesselung der Zilien durch abgesunkene Gelphase der Mukusschichten bei Mukustase. Die fädigen zähen Sekretanteile umschließen Zilienbündel und fesseln sie. Im Sekretanteil einzelne Entzündungszellen.
Rasterelektronenmikroskopische Aufnahme
Vergrößerung: 3900 ×

7.6. Störungen des Surfactantsystems als Teilkomponente der Mukostase (Abb. 70–75)

Störungen des Surfactantsystems können sich nach biochemischen und morphologischen Befunden in den peripheren und zentralen Abschnitten des Bronchialbaums auswirken. Wenn nicht ausreichend Surfactant aus dem Alveolarbereich in die peripheren Bronchiallichtungen der Bronchioli terminales und respiratorii ausgeschieden werden, wird die Stabilität dieser Bronchusabschnitte verändert. Klinische Beobachtungen sprechen dafür, daß die oberflächenaktiven Substanzen für die Eröffnung der Bronchioluslichtung in der Inspirationsphase verantwortlich sind. Ohne die Mitwirkung des Surfactant mit seiner Antiklebefunktion ist der Kollaps der Bronchioli zu erwarten.

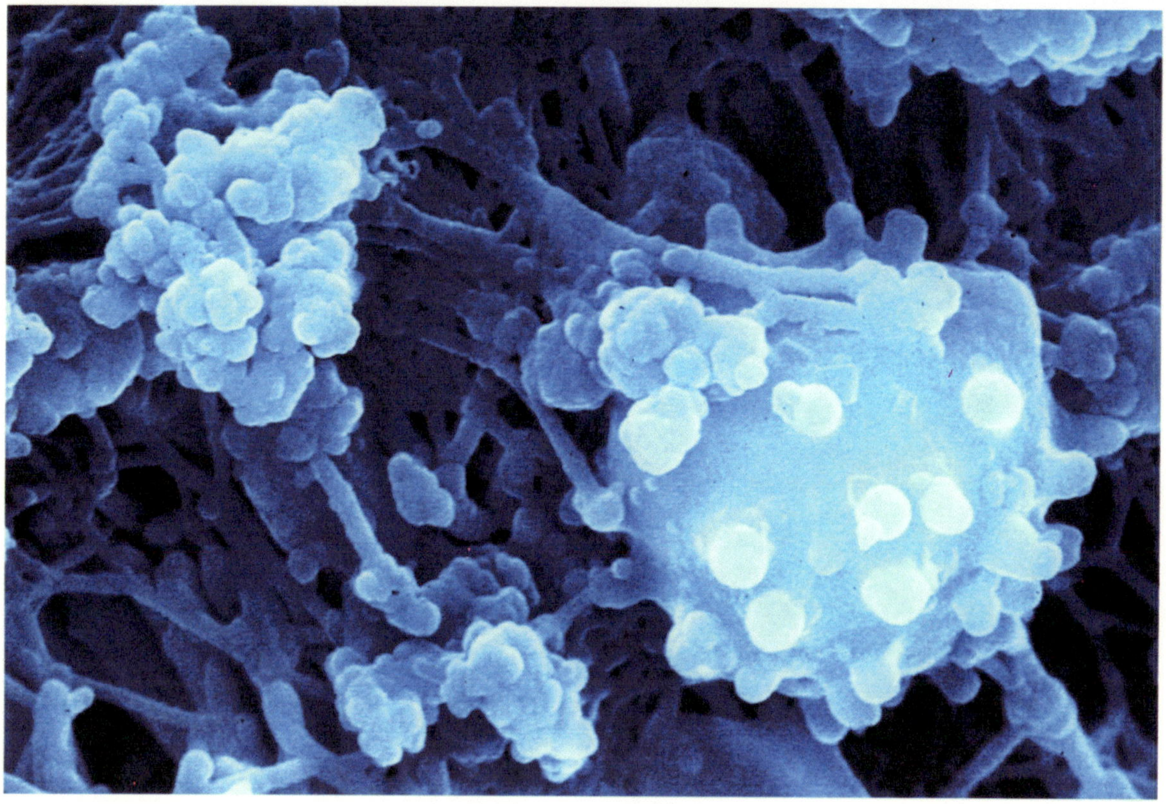

Abb. 74
Mit Surfactantanteil vermischter fadenziehender Sekretkomplex bei Mukostase mit Einschluß eines Granulozyten. Zwischen den tiefer anliegenden Sekretfäden bläschenförmig angeordnetes Surfactantmaterial.
Rasterelektronenmikroskopische Aufnahme
Vergrößerung: 9100 ×

Die physiko-chemischen Eigenschaften der oberflächenaktiven Substanzen lassen darauf schließen, daß sie neben der Antiklebefunktion (Anti-Glue-Effekt) eine Funktion bei der Regulierung des Wassergehaltes in der Solphase der bronchialen Mukusschichten erfüllen. Die gleichmäßige Höhe dieser Phase ist für die Effektivität des Zilienschlages von entscheidender Bedeutung. Ein zu hoher Wassergehalt der Solphase führt zu einer Entkoppelung des Zilienschlages an der Basis der Solphase. Ein Wasserverlust hat ein Absinken der viskösen Gelphase auf die Epitheloberfläche zur Folge. Dabei umschei-

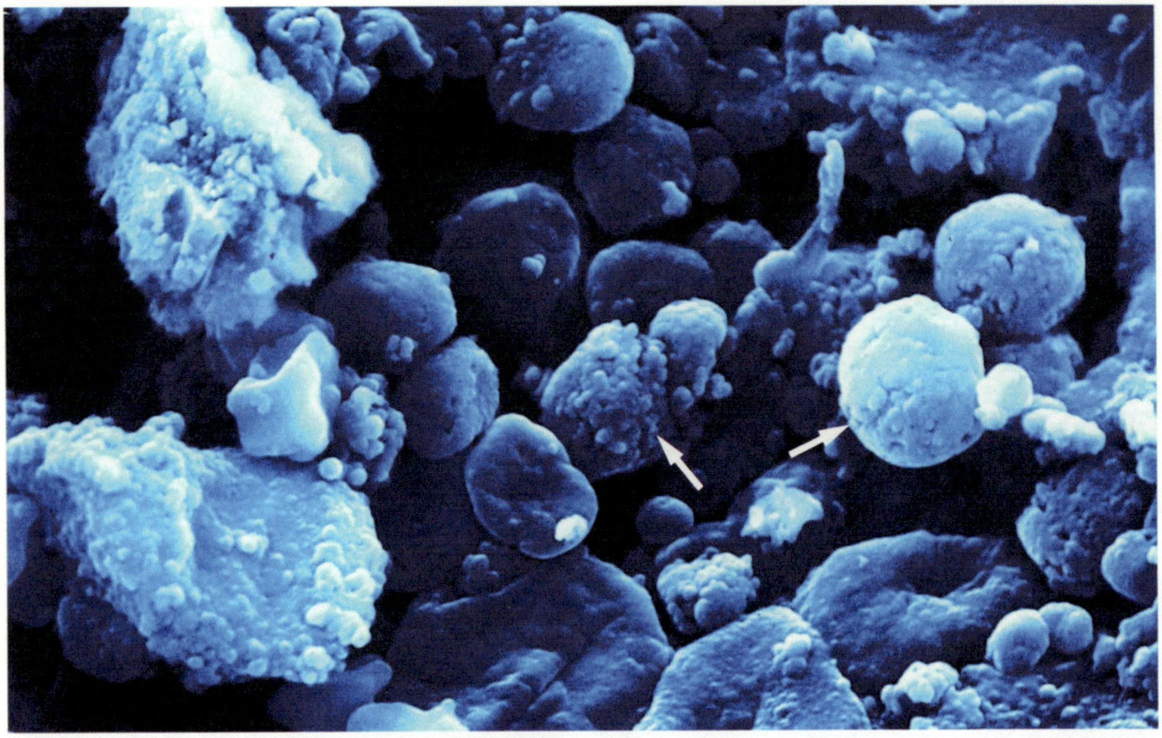

Abb. 75
Verklumpung der viskösen Sekretanteile des Mukus bei Aufhebung der Mukusschichtung. In den unregelmäßig angeordneten z. T. kugeligen Sekretkomplexen liegen in bläschenförmiger Struktur eingeschlossene Surfactantanteile (Pfeile). Die kugligen Sekretanteile lagern sich zu größeren Komplexen zusammen.
Rasterelektronenmikroskopische Aufnahme
Vergrößerung: 650 ×

den die viskösen Sekretanteile der Gelphase die Zilien und fesseln sie, so daß die Zilienaktivität gravierend eingeschränkt wird.

Die regulierende Funktion des Surfactant in den Mukusschichten mit dem Anti-Glue-Effekt und der Stabilisierung der Solphase kommt vor allem bei den entzündlichen Veränderungen der Bronchialschleimhaut eine besondere Bedeutung zu. Bei den akuten Entzündungen entwickelt sich eine Exsudation in den Bronchiallumen und damit eine Flüssigkeitsvermehrung in der Solphase der Mukusschichten. Bei den chronischen Entzündungen entsteht auf dem Boden einer zunehmenden subepithelialen Vernarbung und eines Umbaus des Bronchialepithels eine Diffusionsstörung, die eine Flüssigkeitsverminderung in der Solphase der Sekretschichten über dem Bronchialepithel erzeugen kann.

Die nicht gleichmäßig transportablen viskösen Sekretanteile der Gelphase ballen sich zu größeren Sekretkomplexen zusammen und schließen dabei Surfactantanteile ein. Bestandteile des sonst relativ stabilen Surfactantanteils in der Bronchiallichtung werden auf diese Weise aus der Solphase entfernt und nach außen ausgeschieden. Die folgende Sekretretention kann neben der Muskelkontraktion in der Bronchialwand einen wesentlichen Faktor bei der bronchialen Obstruktion bilden.

Literatur

Allison, A.C. (1974) Pathogenic effects of inhaled particles and antigens. Ann. N. Y. Acad. Sci. 221, 299-308

Ashbaugh, D.C., Petty, T.L. (1972) Sepsiscomplicating the acute respiratory distress syndrome. Surg. Gegnecol Olestet 185, 865-869

Avery, M.E., Mead, J. (1958) Surface properties in relation to atelectasis and hyaline membrane disease. Amer. J. Child, 97, 517-522

Batenburg, J.J. (1985) Biosynthesis and secretion of pulmonary surfactant. In: Robertson, B., van Golde, L.M.G., Batenburg, J.J. Ed. Pulmonary Surfactant. Elsevier, Amsterdam, New York, Oxford 237-240

Bauer, E. (1980) Zur Biochemie des endobronchialen Fluidsystems. In: Rensch Med. Mukustransport. Dustri Verlag München Deisenhofen

Burkhardt, A., Gebbers, J.O. (1983) Pathogenetische komplexe Lungenerkrankungen. In: Doerr, W., Seifert, G., Uehlinger, E., Ed.: Spezielle pathologische Anatomie. Pathologie der Lunge II. Springer Verlag Heidelberg, New York, Tokyo 809-986

Cosmi, E.V., Di Renzo, G.C. (1983) Diagnosis of fetal lung maturity. In: Cosmi, E.V., Scarpelli, E.M. Ed.: Pulmonary Surfactant system. Elsevier, Amsterdam, New York, Oxford 75-97

Curti, P.C. (1972) Steigerung der Produktion der oberflächenaktiven Substanz der Alveolen durch NA 872. Prax. Klin. Pneumol. 147, 62-74

Curti, P.C., Genghini, M. (1983) Experimental study of the effect of Ambroxol in the prevention of alveolar surfactant alterations produced by silica dust conference on Environment and Lung Disease. Baholini, G., Gibrino, G., Ando, F., Eds.

Ebert, R. (1978) Small airways of the lung. Annals of Internal Med. 88, 1-9

Eckert, M., Lux, M., Lachmann, B. (1983) The role of alveolar macrophages in surfactant turnover. Lung 161, 213-218

Fasske, E., Morgenroth, K. (1985) Functional morphology of phagocytosing alveolar macrophages. Virchows Arch. (Cell Pathol.) 49, 195-208

Fasske, E., Morgenroth, K. (1983) Experimental bleomycin lung in mice. Lung 161, 133-146

Farrell, P.M. (1982) Lung development: Biological and dinical aspects. 1/2 Academic Press.

Finely, T.N. (1983) Smoking and lung surfactant. In: Cosmi, E.V., Scarpelli, E.M. Eds.: Pulmonary surfactant system. Elsevier, Amsterdam, New York, Oxford 297-310

Gil, J., Weibel, E.R. (1969) Improvements in demonstration of lung layer of lung alvoli by electron microscopy. Respir. Physiol. 8, 13-19

van Golde, L.M.G. (1985) Synthesis of surfactant lipids in the adult and fetal lung: Pathways and regulatory aspects. Europ. J. of Resp. Dis. 142, 19-24

Heppleston, A., Flechtbery, K., Witt, J. (1972) Abnormalities of lung lipids following inhalation of quarts. Experienta 28, 938-939

Iravani, J., van Ass, A. (1972) Mucustransport in the tracheobronchial tree of normal and bronchitic rats. J. Path. 106, 81-86

Jarstrand, C. (1985) Role of surfactant in pulmonary defense system. In: Robertson, B., van Golde, L.M.G., Batenburg, J.J. Eds. Pulmonary Surfactant. Elsevier, Amsterdam, New York, Oxford 187-202

Jobe, A.H., Jacobs, H.C. (1985) Cataholism of pulmonary surfactant. In: Robertson, B., van Golde, L.M.G., Batenberg, J.J. Eds.: Pulmonary Surfactant. Elsevier Amsterdam, New York, Oxford 271-293

Kalina, M., Young, S.L. (1980) Multilamellar bodies in alveolar septal cells. Exp. Lung Res. 1, 201-209

Kapanci, Y., Ellemer, C. (1983) Ambroxol and surfactant secretion. In: Cosmi, E.V., Scarpelli, E.M. Eds.: Pulmonary surfactant system. Elsevier Amsterdam, New York, Oxford 263-272

Kluge, A. (1967) Oberflächenspannung in der Lunge. In: Engel, H., Heilmeyer, L., Hein, J., Uehlinger, E., Eds. Ergebnisse der gesamten Lungen- und Tuberkuloseforschung, Bd. XVI. Thieme Verlag, Stuttgart 10-69

Könn, G., Schejbal, V., Oellig, W.B. (1983) Pneumokoniosen. In: Doerr, W., Seifert, G., Uehlinger, E. Eds.: Spezielle pathologische Anatomie. Pathologie der Lunge II. Springer Verlag, Heidelberg, New York, Tokyo 647-808

Lachmann, B. (1983) The effect of ambroxol in newborn and adult animals with surfactant deficiency. In: Cosmi, E.V., Scarpelli, E.M. Eds. Pulmonary Surfactant System. Elsevier Amsterdam, New York, Oxford

Lachmann, B., Danzmann E. (1984) Adult respiratory distress syndrom. In: Robertson, B., van Golde, L.M.G., Batenburg, J.J. Eds. Pulmonary Surfactant. Elsevier Amsterdam, New York, Oxford

Macklem, P.T., Proctor, D.F., Hogg, J.G. (1962) The stability of peripheral airways. Resp. Physiol. 8, 191-198

Morgenroth, K., Bolz, J. (1985) Morphological feature of the interaction between mucus and surfactant on the bronchiol mucosa. Respiration 47, 225-231

Morgenroth, K. (1985) Morphology of the bronchial lining layer and its alteration in IRDS, ARDS and Cold. Europ. J. Resp. Dis. 142, 7-18

Morgenroth, K. (1983) Bronchitis Pharmazeut. Verlagsges. München

Morgenroth, K., Herzog, H., Opferkuch, W. (1983) Pneumonie. Pharmazeut. Verlagsges. München

Morgenroth, K., Kronenberger, H., Michalke, G., Schnabel, R. (1985) Morphology and pathogenesis of pneumoconiosis in dental technicians. Path. Res. Pract. 179, 528-536

Morgenroth, K. (1986) Morphologie des Bronchialsystems. Prax. Klin. Pneumol. 40, 77-85

Morgenroth, K. (1983) Lungenentzündungen. In: Doerr, W., Seifert, G., Uehlinger, E., Eds.: Spezielle pathologische Anatomie. Pathologie der Lunge I. Springer Verlag Heidelberg, New York, Tokyo 395-472

Morgenroth, K., Hoerstebrock, U. (1978) Transmissions- und rasterelektronenmikroskopische Untersuchungen zur Struktur der Clarazellen des Bronchialsystems. Arzneim.-Forsch./ Drug. Res. 28, 911-917

von Neergard, K., Wirz, K. (1929) Neue Auffassungen über einen Begriff der Atemmechanik. Z. Ges. Exp. Med. 66, 373-381

O'Neill, S., Lesperance, E., Klass, D. J. (1984) Rat lung lavage surfactant enhances bacterial phagocytosis and intercellar killing by alveolar macrophages. Am. Ren. Respir. Dis. 130, 225-230

Nguyen, B. Y. T., Peterson, P. K., Verburgh, H. A., Quce, P. G., Hoidal, I. R. (1982) Difference in phagocytosis and killing by alveolar macrophages from humans, rabbits, rats and hamsters. Infect Immun 36, 504-509

Reifenrath, D. R. (1980) Funktionelle Überlegungen zu Sekretionseigenschaften der kleinen Atemwege. In: Rensch, H. Eds. Mukustransport Dustri-Verlag, München Deisenhofen, 41-54

Richards, R., Hunt, J., George, G. (1983) Pulmonary surfactant and mineral-induced diseases. In: Cosmi, E. V., Scarpelli, E. M. Ed.: Pulmonary Infactant System. Elsevier, Amsterdam, New York, Oxford

Robertson, B. (1985) Pathology and physiology of neonatal surfactant deficency (Respiratory Distress Syndrome, „Hyaline membrane disease"). In: Robertson, B., van Golde, L. M. G., Batenburg, J. J. Eds.: Pulmonary surfactant. Elsevier, Amsterdam, New York, Oxford

Sanderson, R. J., Paul, G. W., Vatter, A. E., Filley, G. G. (1976) Morphological and physical basis for lung surfactant action. Resp. Physiol. 27, 379-386

Scarpelli, E. M., Mantone, A. J. (1984) The Surfactant System and pulmonary mechanism. In: Robertson, B., van Golde, L. M. G., Batenburg, J. J. Eds.: Pulmonary surfactant. Elsevier, Amsterdam, New York, Oxford

Schneider, R., Thywissen, C. (1980) Selbstorganisation eine Strategie in Natur und Technik. STZ, 7, 3-14

Serra, C., Zavattini, G. (1981) Mucosolvan (ambroxol) nelle bronchopneumopatie croniche di arigine professionale. In: Curti, C. Ed.: Mucosolvan (ambroxol). Numero speciale Gingno, Annalie Medici di Sandalo 51-64

Stevens, R. M., Teres, D., Skillmann, J. J. (1974) Pneumonia in on intensive care unit. Arch. Intern. Med. 134, 106-111

Warembourg, H. R., Havez, R. (1980) Le lipides de l'expectoration. In: Hypersecretion bronchique colloque International Thoracique. Lille, Poinsot Clichy 181-192

Bei Fragen zur Produktsicherheit wenden Sie sich bitte an:
If you have any questions regarding product safety,
please contact:

Walter de Gruyter GmbH
Genthiner Straße 13
10785 Berlin
productsafety@degruyterbrill.com